レジデントのための画像診断の鉄則

熊本大学大学院生命科学研究部
放射線診断学分野・教授
山下康行

医学書院

■ **山下康行**(やましたやすゆき)

熊本大学大学院生命科学研究部 放射線診断学分野教授．もともと消化器，泌尿器の画像診断が専門であるが，画像診断全般に関心がある．日本医学放射線学会では長年教育を担当する．同学会の『画像診断ガイドライン 2013 年版』（金原出版）では委員長として編纂に携わった．最近ではAI に興味を持っている．画像診断関係の著書，編著は 10 冊以上で，『肝胆膵の画像診断—CT・MRI を中心に』（学研メディカル秀潤社），『ジェネラリストを目指す人のための画像診断パワフルガイド』（メディカルサイエンスインターナショナル），『新版 これで完璧！MRI』（金原出版），『医学生・研修医のための画像診断リファレンス』（医学書院）などがある．2019 年，日本医学放射線学会会長，日本磁気共鳴医学会大会長．

レジデントのための画像診断の鉄則

発　行　2019 年 4 月 1 日　第 1 版第 1 刷©
　　　　2020 年 11 月 15 日　第 1 版第 3 刷
著　者　山下康行
発行者　株式会社　医学書院
　　　　代表取締役　金原　俊
　　　　〒113-8719　東京都文京区本郷 1-28-23
　　　　電話　03-3817-5600（社内案内）
印刷・製本　山口北州印刷

本書の複製権・翻訳権・上映権・譲渡権・貸与権・公衆送信権（送信可能化権を含む）は株式会社医学書院が保有します．

ISBN978-4-260-03821-8

本書を無断で複製する行為（複写，スキャン，デジタルデータ化など）は，「私的使用のための複製」など著作権法上の限られた例外を除き禁じられています．大学，病院，診療所，企業などにおいて，業務上使用する目的（診療，研究活動を含む）で上記の行為を行うことは，その使用範囲が内部的であっても，私的使用には該当せず，違法です．また私的使用に該当する場合であっても，代行業者等の第三者に依頼して上記の行為を行うことは違法となります．

JCOPY〈出版者著作権管理機構　委託出版物〉
本書の無断複製は著作権法上での例外を除き禁じられています．複製される場合は，そのつど事前に，出版者著作権管理機構（電話 03-5244-5088，FAX 03-5244-5089，info@jcopy.or.jp）の許諾を得てください．

序

　日常臨床において，画像診断のウエイトは非常に高いものです．また，カバーする領域も疾患も多岐にわたるため，勉強するのはとても大変です．私のもとにも，多くの学生がベッドサイドラーニングやクリニカルクラークシップでまわってきますが，短い期間では読影法を習得することなど，とてもできません．また，最近では研修医のローテートもよく受け入れていますが，ちょっと入り口をかじった程度で終わってしまうようです．

　そのためか，多くの研修医は画像診断が苦手と言います．成書を初めから読んでもなかなか身にならないようです．たしかに，画像診断を行うためには，基本的な知識を身につけることと合わせて，読影のトレーニングも必要です．

　また，画像診断の専門医には，当たり前のことでも，研修医にとっては全く聞いたことがない事柄も少なくありません．さらに，読影においては落とし穴がたくさんありますが，それらは成書にはあまり記載されていません．そういうときに先輩から，「これはかくかくしかじか考えるんだ」「こういう場合はこんなことに注意しよう」といったワンポイントのアドバイスをもらうことができれば非常にありがたいことだと思います．

　私はこの20年間ほど，ローテートの研修医やクリニカルクラークシップの学生などと毎週，少人数での画像の読影カンファレンスを行ってきました．本書はそのときに語ってきたワンポイントの知識を集めたものです．さらに，熊本大学の読影スタッフから寄せられた「研修医にこれだけは伝えたい」というメッセージも集約し，全体で206個の鉄則としてまとめました．ワンポイントの知識ですから，当然，系統的ではありません．また，一部ですが，レベルの高い知識も含んでいます．その穴は小生が医学書院から出版した『医学生・研修医のための画像診断リファレンス』を適宜参照いただき，埋めてもらえればと思います．

　本書をこのような形でまとめることができたのも，多くの学生，研修医，フェローのお陰だと思います．彼ら，彼女らの陥りがちな落とし穴や，予期しない基礎知識の欠如に数多く遭遇してきました．それらを埋める1冊として，これまで書物や論文では伝えきれなかった知識をまとめました．40年目を迎えようとする画像診断医からの若いドクターへのメッセージとして噛みしめていただけたら幸いです．

2019年3月
山下　康行

目次

第1章
画像診断総論 ……………………………………………………………1

■画像診断を行う前に ……………………………………………………2

鉄則 1 画像診断は診断に迷う場合にとても有用だ―検査前確率を考えよう
2 画像診断を行うときはコスト-ベネフィットと有害事象を考える
3 画像診断の依頼書には十分な情報を盛り込もう
4 あらゆるデータを駆使しよう―症状,病歴,検査データ:画像だけで診断するな
5 画像検査には限界がある―感度,特異度について

■画像検査法の基礎 …………………………………………………………6

6 CTはX線を多く照射すると画質が向上するが,被曝量は増加する
7 CTは薄いスライスで再構成すると細かく見えるがざらつく(画像ノイズが増加する)
8 CTの造影剤はベンゼン環にヨードが3個くっつき,イオン化(電離)しない
9 MRIの造影剤はGdイオンをキレート化したものである
10 CTやMRIの造影剤は血管内から細胞外液に分布し,腎臓から排出される
11 低電圧で撮像することで,被曝量は減少し,ヨードのCT値は増加する
12 MRIでは,水が黒い画像がT1WI,白い画像がT2WIである
13 MRIでは時間をかけると高画質になるが,動きの影響も大きくなる
14 MRIでは金属や空気の周囲にアーチファクトが生じる
15 脂肪抑制画像を使うとT1WIで高信号の脂肪と出血を鑑別できる
16 微量の脂肪の診断には化学シフト画像が有効だ
17 DWIで光るのは梗塞,腫瘍,膿瘍,血腫である
18 DWIでは,腫瘍は周囲が,膿瘍は内部の液体が光る

■画像検査の選びかた ………………………………………………………16

19 画像診断の得手不得手を知ろう
20 ALARAを厳守すべし
21 MRIは時間とお金と頭を使う―救急には不向き
22 腎機能によって造影法を使い分けるべし
23 FDG-PETは悪性腫瘍の検出,良悪性の鑑別,病期診断,治療効果判定などに用いられる
24 すべての悪性腫瘍がPETで描出されるわけではない―良性でもPETで光るものがある

■画像診断のコツ ……… 23

- 25 以前の写真との比較は効果絶大
- 26 鑑別診断はトップ3をまず押さえろ
- 27 1つの所見で満足するな—もっと重要な所見が隠れているかも
- 28 MRIで変な信号を見た場合，血管性病変や血腫も考えろ
- 29 正体不明の疾患を見たらSALTとIgG4を考えよ
- 30 典型的疾患の稀な所見≫稀な疾患の典型的所見
- 31 病変の発生部位を考える—臓器の辺縁との関係や支配血管，周囲組織の圧排の方向などで評価
- 32 造影しても囊胞か充実性腫瘤かの判断が難しいことがある

■癌の画像診断のポイント ……… 29

- 33 癌の診断ではTNMを押さえろ
- 34 癌の病期診断で迷ったらunderstagingを
- 35 管腔臓器における悪性腫瘍の診断のポイントは壁外浸潤の程度を示すこと
- 36 癌もいろいろ
- 37 癌と慢性炎症の鑑別は結構難しい
- 38 腫瘍の造影メカニズムは脳とそれ以外の臓器で異なる
- 39 線維性腫瘍と粘液性腫瘍は後から染まる
- 40 機能性の内分泌腫瘍は早期に見つかる
- 41 リンパ節腫大の良悪性の鑑別（反応性vs転移，リンパ腫）は難しい

COLUMN

- 感度，特異度，正診度の関係　5
- SN比とコントラスト　6
- filtered back projection法と逐次近似法　7
- CTのボクセル，マトリックス　8
- 化学シフト画像(chemical shift imaging)　14
- 腎性全身性線維症(nephrogenic systemic fibrosis；NSF)　22
- SUV(standardized uptake value)　22

第2章
脳神経 ……………………………………………………………………………… 39

■脳血管障害 …………………………………………………………………… 40

鉄則
1. 脳血管障害が疑われたらまずCT
2. 急性期脳梗塞はCTでおおよそ診断可能だが，MRIではさらに情報量が多い
3. 高血圧性脳出血以外の脳出血ではさまざまな疾患の可能性を考えろ
4. くも膜下出血の診断は高吸収域を見つけるのではなく，左右差を見て脳槽や脳溝の低吸収域の消失を見つけろ
5. 少量あるいは亜急性期のくも膜下出血はCTで同定が難しいことがある
6. 悪性腫瘍に脳梗塞が合併することがある
7. 若年者の脳梗塞では奇異性脳塞栓やもやもや病なども考える
8. クリッピング後とステント留置後はCTA，コイル塞栓後はMRAで評価する

■頭部外傷 ……………………………………………………………………… 47

9. 頭蓋内血腫を見たら，血腫が硬膜外か，硬膜下か，脳内（＋くも膜下）かを鑑別する
10. 脳挫傷では撃側に起こる直撃損傷だけでなく，反対側に起こるcontrecoup injuryも忘れるな
11. 高齢者の頭部外傷は遅れて出血する
12. CTで所見がはっきりしないのに意識障害が遷延する場合は軸索損傷を疑う
13. 軽度の頭部外傷で安易にCTを施行すべきではない（特に小児）
14. 小児の頭部外傷では，虐待の可能性も考える

■腫瘍 …………………………………………………………………………… 52

15. 腫瘍性病変では，①年齢，②部位，③脳実質内か外かをまず押さえる
16. 小さな転移はMRIで造影しなければわからないことが多い
17. リング状の濃染を見たら，①転移，②膠芽腫，③膿瘍をまず考える
18. 造影される病変のすべてが脳腫瘍ではない（造影効果≠腫瘍）
19. 単発でも脳転移は否定できない，多発していても膠芽腫は否定できない
20. AIDS患者の脳腫瘍では，①トキソプラズマ症，②リンパ腫，③他の膿瘍を考える

■変性疾患，その他 …………………………………………………………… 56

21. 若年者で多発する白質病変を見たら，まず脱髄疾患を考えろ
22. 腫瘍のような脱髄疾患もある
23. 高齢者の脳室拡大では正常圧水頭症も忘れるな
24. 認知症の鑑別にはシンチグラフィが有効
25. 髄膜の増強効果は硬膜が優位の場合と軟髄膜が優位の場合がある
26. 鞍上槽の消失は危険なサイン（鉤ヘルニアを示唆）

第3章
頭頸部 ……63

鉄則
1. 頭頸部では，目的，部位でモダリティーを使い分けろ
2. 頭頸部腫瘍では，病変の検出や鑑別より，病期診断を重視せよ
3. 感音性難聴の精査では MRI を考慮せよ
4. 頭頸部では間隙を意識する
5. 頸部リンパ節は大きさ，内部性状および辺縁性状を評価すべし
6. 成人にみられる囊胞性の頸部腫瘤では転移や結核も忘れるな
7. 唾液腺腫瘍では 80% ルールを押さえろ
8. 眼窩疾患では，周囲（副鼻腔や海綿静脈洞）や全身も見ろ
9. 甲状腺腫瘤の良悪性の鑑別は画像に頼らない
10. 頭蓋骨や顔面骨骨折の評価には骨条件の薄いスライス厚の MPR や VR が有用だ

第4章
胸部 ……75

■検査 ……76

鉄則
1. 胸部単純 X 線は見落としやすい部位を重点的に見る
2. いつも決まった順番で読影する習慣を身につけよう
3. 肺 CT は特異性なしと留意せよ

■びまん性病変 ……78

4. びまん性粒状影は粒の分布によって小葉中心性，汎小葉性，リンパ行性，ランダムに分けて考える
5. すりガラス影は間質性病変と肺胞性病変のいずれでもみられる
6. 呼吸苦のあるすりガラス影を見たら，急性好酸球性肺炎，過敏性肺臓炎，薬剤性肺障害，びまん性肺炎を考える
7. consolidation は感染症が多いが，器質化肺炎，好酸球性肺炎，肺癌でもみられる
8. 網状影，蜂窩肺は間質性変化を考える
9. 有名な胸部 CT のサインを押さえる
10. 免疫抑制患者の肺炎では単純 X 線が正常のことも少なくない
11. 結核の画像は多彩—肺炎や結節を見たら，ゆめゆめ結核を忘れるな
12. 中枢性の気管支拡張と粘液栓を見たら ABPA を考える
13. 肺の多発囊胞を見たら，① LAM，② LCH を考える

■腫瘤性病変 ……88

14. 肺の末梢の結節影は診断が難しい—経過観察，CT 下の生検が必要だ
15. 肺末梢の境界明瞭な微小結節や粗大石灰化のある結節は大多数が良性である
16. 肺癌に見えても良性病変の場合がある—特にクリプトコッカス

- 17　肺の限局性のすりガラス影は早期の肺癌の場合もあり，要フォロー
- 18　肺癌にはさまざまなvariationあり
- 19　空洞を有する肺結節を見たら，肺癌，結核，真菌を除外せよ

■ 縦隔・胸膜 ……………………………………………………………………… 94

- 20　縦隔の対側，同側横隔膜の下方への偏位を伴う気胸を見たら，緊張性気胸を考えろ
- 21　胸膜の多発病変を見たらアスベスト肺，結核，転移，中皮腫を考えろ
- 22　片側性の胸水を見たら胸膜炎，腫瘍，腹腔内病変（炎症波及，膵炎，肝硬変など）も疑え
- 23　慢性膿胸では出血が持続することがある―悪性腫瘍の出現にも注意
- 24　縦隔腫瘍は側面像での位置でおおよそ診断の見当がつく
- 25　胸腺腫を見たら，胸膜播種にも気をつけろ
- 26　小児期より繰り返す下葉の肺炎を見たら，肺分画症を考えろ

COLUMN

- 肺のHRCT　77
- 粟粒結核　86
- 症状のない縦隔腫瘍の多くは良性で，症状のあるものの大部分は悪性である　97

第5章
心血管 ……………………………………………………………………… 101

- 1　胸痛患者で大動脈壁内に高吸収を認めた場合は偽腔閉塞型の大動脈解離を考える
- 2　大動脈瘤の急な増大，hyperdense crescent sign，周囲の液体貯留，PAUを見たら，切迫破裂を疑う
- 3　大動脈瘤周囲に軟部影を見たら炎症性大動脈瘤を疑う
- 4　造影CTで左房内に欠損を見たら，血栓や血流うっ滞，粘液腫を疑う
- 5　PCIの適応には冠動脈狭窄だけでなく，FFRや心筋シンチグラフィによる心筋評価も重要だ
- 6　冠動脈CTAによって，冠動脈狭窄のみならず，プラークの性状やリモデリングの評価が可能となる
- 7　MRIでは心機能の評価のみならず，心筋の評価も可能である
- 8　MRIによる心筋の遅延造影パターンは疾患によってさまざま
- 9　若年者で，大動脈とその分枝の壁肥厚，狭窄を見た場合は高安動脈炎を考える
- 10　肺血栓塞栓症のリスクが高い場合，CT早期相での肺動脈と平衡相での骨盤から下腿静脈血栓の精査を行う

COLUMN

- FFR（fractional flow reserve，冠血流予備量比）　107

第6章
消化管・急性腹症 ……………………………………………………………… 113

鉄則
1. 胃透視で巨大皺襞を見たら，① スキルス胃癌，② 悪性リンパ腫，③ 急性胃炎を考える
2. 下部食道癌では腹腔内リンパ節も要チェック
3. 急性腹症の診断はCTに取って代わられた—診断目的の単純X線は不要！
4. 右下腹部痛では，まず虫垂と憩室をチェック
5. CTは微量のfree airの診断に有用だ
6. 門脈内ガスや腸管壁ガスを見たら腸管壊死を疑う
7. 腸閉塞で，腸管壁の高吸収や造影不良，closed loop，beak sign，whirl sign，dirty fat signを見たら絞扼を疑う
8. 拡張した腸管が塊状にみられたら内ヘルニアを疑う（snake in a bag）
9. 高齢女性の小腸閉塞では閉鎖孔ヘルニア，大腿ヘルニアの可能性を考える
10. 成人の腸重積では先進部の腫瘍を探せ
11. 上腸間膜動静脈の位置が逆転していたり，腸間膜や腸管が周囲に渦巻いていたら中腸軸捻転を考える
12. 急激な腹痛で発症し，SMAの高吸収，smaller SMV signや門脈内ガスがあれば，腸管虚血を考える
13. 魚骨は消化管以外のさまざまな場所に迷入することがある
14. 若い女性の右上腹部痛ではクラミジア感染も疑え
15. 非外傷性の腹腔内出血は，男性では肝細胞癌破裂，女性では婦人科疾患が多い
16. 腹腔内にリング状の濃染を見たら，膿瘍を疑え
17. 大腸の腫瘤は憩室炎のこともある
18. 消化管出血は造影CT動脈相やCTAで血管外漏出を証明できることがある

第7章
肝胆膵 ……………………………………………………………………………… 129

■肝 …………………………………………………………………………………… 130

1. 肝胆膵ではダイナミックCTの理解が重要だ
2. 肝に囊胞以外の腫瘤を見たら，① 肝細胞癌，② 肝転移，③ 肝血管腫の可能性を考えろ
3. CTは肝転移の診断が苦手だ—EOB・プリモビストを使うべし！
4. EOB・プリモビストでは血管腫の診断が難しいことがある
5. 多血性の肝腫瘍を見たら，① 肝細胞癌，② 血管腫，③ 限局性結節性過形成を考える
6. リング状に濃染する肝腫瘤を見たら，① 転移，② 肝内胆管細胞癌，③ 膿瘍を考える
7. 平衡相で遷延性の濃染を認めたら線維成分の多い腫瘍を疑え

	8	nodule-in-nodule は進行肝細胞癌のサイン
	9	肝腫瘍がはっきりしないのに門脈内欠損像を見たら，びまん性の肝細胞癌を疑え
	10	肝細胞癌患者の急激な腹水貯留を見たら，腫瘍破裂を考える
	11	動脈相で楔状の肝臓の濃染を見たら，APシャントや門脈血栓を疑う
	12	脂肪を含む肝腫瘍を見たら，①高分化肝細胞癌，②血管筋脂肪腫，③限局性脂肪肝を考える
	13	脂肪肝の中の健常部が腫瘤様に見えることがある

■胆道系 ……………………………………………………………………………………………… 143

	14	CTは尿管結石は得意だが胆石は苦手だ
	15	胆囊壁の肥厚を見たら，胆囊癌，胆囊炎，胆囊腺筋腫症，浮腫性肥厚を考える
	16	腫大した胆囊と壁肥厚を見たら，急性胆囊炎や胆囊捻転を疑え
	17	閉塞性黄疸を見たら，原因として①結石，②腫瘍，③炎症を鑑別

■膵 ……………………………………………………………………………………………………… 147

	18	膵管の限局性拡張を見たら，膵癌の可能性を考える
	19	乏血性膵腫瘤を見たら膵癌以外に腫瘤形成性膵炎の可能性も考える
	20	多血性膵腫瘤を見たら，①NET，②腎癌の膵転移，③膵内副脾を考える
	21	若年女性の膵腫瘤を見たらSPTを疑え
	22	膵の囊胞の診断では漿液性囊胞腺腫がクセモノだ
	23	IPMNでは悪性の合併を評価する
	24	膵癌が疑われたら手術ができるかどうかの判断が重要だ

COLUMN
・FNHと肝細胞癌はEOB・プリモビストを取り込むことがある　137

第8章
泌尿器 …………………………………………………………………………………………………… 153

■腎 ……………………………………………………………………………………………………… 154

	1	腎癌の診断に造影は必須だが，皮髄相では見逃すことがある
	2	充実性腎腫瘍の10〜20%は良性腫瘍だが，術前診断は難しい
	3	単純CT高吸収＋乏血性＋T2WI低信号の腎腫瘤は診断が難しい
	4	腎腫瘍の鑑別にMRIはあまり役にたたない
	5	浸潤性の乏血性腎病変では，①腎盂癌，②悪性リンパ腫，③腎盂腎炎をまず考える
	6	充実性病変と囊胞性病変の鑑別は造影しても難しいことがある
	7	囊胞性病変では悪性の確率を示せ
	8	大量の血尿で結石や腫瘍がみられない場合は腎動静脈奇形の可能性も考える

（鉄則マーク：1）

■尿路 ... 161

- 9 尿路病変にはCT urography
- 10 高齢者の原因不明の水腎症を見たら，悪性腫瘍を疑え
- 11 尿路腫瘍は多発するため，尿路すべての検査が必要だ
- 12 尿路にガスを見たら，速やかな処置が必要だ
- 13 膀胱頂部の腫瘤を見たら，尿膜管癌の可能性を考える

■前立腺 ... 165

- 14 前立腺肥大は内腺に，前立腺癌は外腺に多い
- 15 PSA高値患者の前立腺MRIではsignificant cancerを見つける

■精巣 ... 166

- 16 精巣腫瘍では傍大動脈リンパ節腫大に注意
- 17 高齢者の精巣腫瘍を見たら，悪性リンパ腫を考える

■副腎 ... 168

- 18 副腎腫瘍では脂肪の同定がカギ
- 19 副腎腫瘍は健常者にみられることも多い
- 20 アルドステロン症では腺腫は小さく，両側性（過形成）のこともあるので，副腎サンプリングが必要

COLUMN
- アルドステロン症の原因疾患　170

第9章 女性 ... 173

■子宮・卵巣 ... 174

- **鉄則** 1 子宮の病変は内膜由来か筋層由来かを考えて鑑別する
- 2 子宮筋腫の画像所見は多彩だが，平滑筋肉腫はきわめて稀
- 3 子宮腫瘍のMRIの目的は病変の検出や鑑別ではなく，病期診断である
- 4 卵巣腫瘍の鑑別では，必ず腫瘍マーカーとホルモンをチェックする
- 5 T2WIで低信号の充実性腫瘤は良性が多い
- 6 女性骨盤で付属器にT1WIで高信号を見た場合，内膜症と奇形腫を考える
- 7 子宮内膜症患者では，嚢胞壁に充実部がないかをチェックする

■乳腺 ... 180

- 8 マンモグラフィの感度は80～90％程度で，dense breastの診断能は下がることに留意せよ
- 9 乳腺MRIでは造影剤を使用したダイナミックMRIが必要だ

	10	MRIは病期診断，良悪性の鑑別，ハイリスク患者の潜在癌の検出に有用だ
	11	乳癌患者では，対側合併，多発例に注意
	12	非浸潤性乳管癌はダイナミックMRIでnon-mass enhancementを示すことが多い

第10章
骨軟部 ……………………………………………………………………185

鉄則
1. 腰痛では通常MRIは必要ない—red flagがあるときに考慮すべし
2. STIRは骨関節病変にとても鋭敏だ
3. MRIは骨壊死や骨端症の早期診断に有用だ
4. 単純X線で関節を読影するときはABCsを評価する
5. 骨粗鬆症では，骨髄腫や内分泌疾患の可能性も考える
6. 軽微な骨折はCTを使わなければわかりにくい
7. 疲労骨折や脆弱性骨折は単純X線による診断が困難—脂肪抑制MRIが有用だ
8. 1〜3歳児の骨折は訴えがはっきりせず，単純X線でも変化が現れにくい
9. 乳幼児で時期の異なる肋骨や上腕骨などの多発骨折を認めたら虐待を疑う
10. 前十字靱帯断裂では，Segond骨折，半月板損傷の合併にも注意
11. 早期の関節炎には超音波や造影MRIが有効だ
12. 早期の骨髄炎は単純X線で変化が現れにくい
13. 感染性脊椎炎，椎間板炎は椎間板を挟んだ上下の椎体にみられる
14. 胸鎖関節の病変を見たら，皮膚病変をチェックする
15. 骨転移はT1WIを見るべし（造影するとわかりにくい）
16. 骨腫瘍は，①年齢，②部位でおおよそ鑑別可能—さらに骨膜反応を押さえる
17. 成人の骨腫瘍を見たらまず転移と骨髄腫を考える
18. 骨軟部腫瘍の鑑別はMRIでは囊胞や脂肪腫以外は非特異的なことが多い
19. 軟部腫瘍でヘモジデリンの沈着を見たら腱鞘巨細胞腫やPVNS，陳旧性血腫を考える

COLUMN
- Don't touch lesion　197

索引 ……………………………………………………………………203

デザイン：ISSHIKI（デジカル）

略語一覧

ADC......................apparent diffusion coefficient：みかけの拡散係数
ASL......................arterial spin labeling
CT........................computed tomography：コンピュータ断層撮影
CTA......................CT angiography：CT 血管撮影
DWI......................diffusion weighted image：拡散強調像
ERCP....................endoscopic retrograde cholangiopancreatography：内視鏡的逆行性胆管膵管造影
FDG......................fluorodeoxyglucose：フルオロデオキシグルコース
FLAIR...................fluid-attenuated inversion-recovery：フレアー画像
HU.......................Hounsfield unit：ハンスフィールド単位
IVR......................interventional radiology：画像下治療
IVU......................intra-venous urography：排泄性尿路造影
MIBG...................meta-iodobenzylguanidine：メタヨードベンジルグアニジン
MPR....................multi-planer reconstruction：多断面再構成法
MRA....................MR angiography：MR 血管撮影
MRCP..................MR cholangiopancreatography：MR 胆管膵管造影
MRI.....................magnetic resonance imaging：磁気共鳴画像
PET.....................positron emission tomography：陽電子放出断層撮影
ROC 曲線.............receiver operating characteristic curve
SN 比..................signal-to-noise ratio：信号対雑音比
SPECT.................single photon emission computed tomography：単一光子放射断層撮影
SPIO...................superparamanager iron oxide：超常磁性酸化鉄
STIR....................short T1 inversion recovery：エスティーアイアール法
SUV....................standardized uptake value
SWI....................susceptibility-weighted imaging：磁化率強調画像
T1WI..................T1-weighted image：T1 強調像
T2WI..................T2-weighted image：T2 強調像
TE......................echo time エコー時間
TIC.....................time intensity curve：時間信号曲線
TOF....................time-of-flight
VR......................volume rendering：ボリュームレンダリング
WL.....................window level：ウィンドウ値
WW....................window width：ウィンドウ幅

第1章 画像診断総論

■画像診断を行う前に

1. 画像診断は診断に迷う場合にとても有用だ―検査前確率を考えよう
2. 画像診断を行うときはコスト-ベネフィットと有害事象を考える
3. 画像診断の依頼書には十分な情報を盛り込もう
4. あらゆるデータを駆使しよう―症状，病歴，検査データ：画像だけで診断するな
5. 画像検査には限界がある―感度，特異度について

■画像検査法の基礎

6. CT は X 線を多く照射すると画質が向上するが，被曝量は増加する
7. CT は薄いスライスで再構成すると細かく見えるがざらつく（画像ノイズが増加する）
8. CT の造影剤はベンゼン環にヨードが 3 個くっつき，イオン化（電離）しない
9. MRI の造影剤は Gd イオンをキレート化したものである
10. CT や MRI の造影剤は血管内から細胞外液に分布し，腎臓から排出される
11. 低電圧で撮像することで，被曝量は減少し，ヨードの CT 値は増加する
12. MRI では，水が黒い画像が T1WI，白い画像が T2WI である
13. MRI では時間をかけると高画質になるが，動きの影響も大きくなる
14. MRI では金属や空気の周囲にアーチファクトが生じる
15. 脂肪抑制画像を使うと T1WI で高信号の脂肪と出血を鑑別できる
16. 微量の脂肪の診断には化学シフト画像が有効だ
17. DWI で光るのは梗塞，腫瘍，膿瘍，血腫である
18. DWI では，腫瘍は周囲が，膿瘍は内部の液体が光る

■画像検査の選びかた

19. 画像診断の得手不得手を知ろう
20. ALARA を厳守すべし
21. MRI は時間とお金と頭を使う―救急には不向き
22. 腎機能によって造影法を使い分けるべし
23. FDG-PET は悪性腫瘍の検出，良悪性の鑑別，病期診断，治療効果判定などに用いられる
24. すべての悪性腫瘍が PET で描出されるわけではない―良性でも PET で光るものがある

■画像診断のコツ

25. 以前の写真との比較は効果絶大
26. 鑑別診断はトップ 3 をまず押さえろ
27. 1 つの所見で満足するな―もっと重要な所見が隠れているかも
28. MRI で変な信号を見た場合，血管性病変や血腫も考えろ
29. 正体不明の疾患を見たら SALT と IgG4 を考えよ
30. 典型的疾患の稀な所見≫稀な疾患の典型的所見
31. 病変の発生部位を考える―臓器の辺縁との関係や支配血管，周囲組織の圧排の方向などで評価
32. 造影しても嚢胞か充実性腫瘤かの判断が難しいことがある

■癌の画像診断のポイント

33. 癌の診断では TNM を押さえろ
34. 癌の病期診断で迷ったら understaging を
35. 管腔臓器における悪性腫瘍の診断のポイントは壁外浸潤の程度を示すこと
36. 癌もいろいろ
37. 癌と慢性炎症の鑑別は結構難しい
38. 腫瘍の造影メカニズムは脳とそれ以外の臓器で異なる
39. 線維性腫瘍と粘液性腫瘍は後から染まる
40. 機能性の内分泌腫瘍は早期に見つかる
41. リンパ節腫大の良悪性の鑑別（反応性 vs 転移，リンパ腫）は難しい

画像診断を行うにあたっては，まず，その患者に検査の適応があるか，検査を行うことが患者にベネフィットをもたらすかを考えることが重要である．画像検査では，被曝や造影剤の副作用などのリスクを伴い，検査のコストが比較的高いことも合わせて知っておく必要がある．

また，専門家ではなくとも，ある程度，CTやMRIの画像診断の基礎を知っておいたほうが，画像の理解が深まる．さまざまな状況において，どの検査法や撮像法を用いれば，最も有用な情報を得られるかもわかるようになる．造影剤の性質や動態の理解も重要である．

本章では，画像診断の総論として，すべての臓器の診断に共通する重要な事項についてまとめた．特に癌については，画像診断において最も大きなテーマであるため，本章にまとめて取り上げた．

画像診断を行う前に

画像診断は診断に迷う場合にとても有用だ—検査前確率を考えよう

- 画像診断に限らずすべての検査法に言えることだが，診断を行うにあたっては，常に**検査前確率**（**事前確率**，**pretest probability**）を意識しなければならない．
- 有病率の非常に低い疾患の拾い上げを目的として画像診断を行うことは，疾患を見つけて治療を行うことで得られる利益に比して，コストが非常に大きい．例として，癌の検出を目的としてリスクのきわめて低い若年者にCTを行ったり，脳動脈瘤の検出を目的として特段リスクのない人にMRIを行ったりすることなどが挙げられる．大多数の健常者においては，むしろ被曝などの害やコストの負担が増えることとなる．
- 一方，すでに臨床的に明らかな疾患がある場合にも，画像診断は利益をもたらさない．たとえば，臨床所見や心電図などから心筋梗塞の診断が確実な場合，冠動脈CTを行ってもほとんど利益がない．画像診断を行わずに直ちに治療に移るべきである．
- 画像検査は，通常，何らかの有害事象（被曝や造影剤の副作用など）とコストを伴うものであり，患者に何らかのvalueをもたらすかどうかという観点から検査を行うか否か考えることが重要である．単に確定診断を得ることのみを目的に検査を行うべきではない．
- 画像診断が有用なのは検査前確率が20～50％程度，つまり診断に迷うような場合である（**図1-1**）．

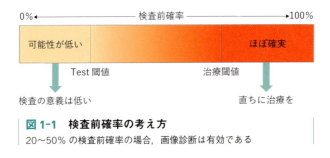

図1-1　検査前確率の考え方
20～50％の検査前確率の場合，画像診断は有効である

鉄則 2　画像診断を行うときはコスト-ベネフィットと有害事象を考える

- "患者のためには，いかなる犠牲を払ってでも最善を尽くすべきだ"—それは本来であれば正しい考え方かもしれないが，現実の医療において，医療に投下できる資源は限られている．医療従事者であれば，コストに対する意識をもつことも大切である．
- **表1-1**は，現時点で画像検査に対して医療費として支払われる対価である．欧米に比べて，画像診断のコストはかなり低いと言われているが，患者とすれば相当な支払い額である．PET-CT検査は，CTとPETの合計で120,000円程度のコストとなる．画像検査をオーダーする医師は，常にこのような**コスト**にも注意を払うべきであり，予想される**ベネフィット**に対してコストが見合うかどうかの意識をもつこともこれからの医療従事者には必要である．
- 一方，ほとんどの医療行為においては，コスト以外にも患者に対して直接的に不利益を与えることがある．画像診断においては被曝，その他の事故による副作用である．特にわが国では安易にCTなどが行われる傾向があるが，どのくらいの被曝があるのかを知っておくことも重要であろう．
- **表1-2**は，画像診断における被曝を大まかに示したものである．検査手技によって大きな差がある．特に，よく検査される胸部X線とCTとでは被曝量が大きく異なる．また，一般に古い機械では被曝量が多い．

表1-1　画像検査の費用

単純CT	約20,000円
造影CT	約35,000円
単純MRI	約26,000円
造影MRI	約35,000～42,000円
腹部超音波	約10,000円
乳腺超音波	約9,000円
マンモグラフィ	約11,000円
PET検査	約100,000円
骨シンチグラフィ	約60,000円

実際の患者の支払いは，負担が3割の人はこの金額の3割となり，7割は保険で支払われる．診療報酬は，たとえば64列の造影CTであればコンピュータ断層撮影料1,000点＋コンピュータ診断料450点＋電子画像管理加算120点＋造影剤薬剤約650点（薬価）＋造影加算500点の合計で2,720点（27,200円），3割負担で8,160円である．これに初診料や再診料，画像管理加算など，さまざまな加算が加わる．

表1-2　検査における被曝量（実効線量）

胸部X線	0.06 mSv
上部消化管造影検査	3 mSv 程度
乳房撮影	2 mGy 程度
CT	5～30 mSv 程度（ダイナミック撮影を繰り返すと数倍となる）
核医学検査	0.5～15 mSv 程度
PET検査	2～20 mSv 程度

鉄則 3　画像診断の依頼書には十分な情報を盛り込もう

- 患者の臨床経過や目的をほとんど書いていない画像診断の依頼書が散見される．検査をすれば，血液検査と同様に，オーダー医は一定の結果が得られると思っているのかもしれないが，大きな間違いである．
- 基本的に，臨床情報や目的のない検査に対しては，何も答えることができない．検査自体のプロトコル（や

り方)も検査目的によって全く違ってくる.
- 画像診断の依頼書，レポートは，画像診断を依頼する主治医と画像診断医の意見交換の手段である．お互いに情報を共有することで，適切な検査を行い，最大限のパフォーマンスを発揮することができる．
- また，**画像診断レポート**は，基本的に**主治医に対しての意見**として書くものである．主治医は画像診断医の意見をもとに最終的な判断を下す．通常，画像診断レポートは，患者に対して書かれたものではない．
- 患者も見ることが想定されるレポートであれば，どうしても防衛的な内容になってしまい，主治医にも患者にとってもメリットがあるとは思えない．
- よく，画像診断レポートを患者に渡す主治医がいるが，恋文を他人に見せるようなものである．

鉄則 4 あらゆるデータを駆使しよう——症状，病歴，検査データ：画像だけで診断するな

- 読影にあたっては，当該画像だけでなく，あらゆる臨床情報や検査データを駆使して診断すべきである．
- 基本的に画像所見は非特異的であり，さまざまな疾患が同じような所見を呈する．たとえば**脳のリング状の増強効果**を見た場合，転移のこともあれば，膿瘍のこともある．鑑別にあたっては症状や経過のみならず，血液データや腫瘍マーカーも大変参考になる．また，肺のCTで，**すりガラス影**を見た場合は悪性腫瘍から炎症，間質性肺炎まで非常に多くの疾患が鑑別に挙がる．
- 画像診断医は，十分に時間をかけてカルテも参照して(最近は電子カルテで即座に多くの情報が得られる)，十分な臨床情報を取得したうえで，レポートを記載すべきである．

外来患者か入院患者か，免疫機能低下がないかどうかをまずチェック

- どのような病気に罹患しやすいかは患者の環境や病態で大きく変わってくる．
- たとえば，**免疫能**の違いによって，**脳悪性リンパ腫**の画像所見は大きく異なる(図1-2)．健康な人が罹患する市中肺炎と，病院内でさまざまな治療を受け，免疫能が低下している人が院内感染した肺炎では，起炎菌も大きく異なる．
- このように，画像診断を行ううえで，患者のバックグラウンドを知ることは非常に大切である．

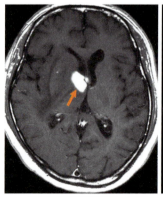
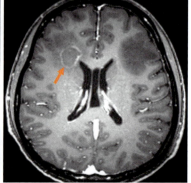

a. 免疫能正常患者(52歳，男性)　　b. AIDS患者(25歳，女性)

図1-2　脳悪性リンパ腫
通常のリンパ腫(a)では内部は均一な増強効果を認めるが(➡)，免疫不全患者(b)では造影効果の弱いリング状を呈する(➡).

鉄則5 画像検査には限界がある —感度，特異度について

- どんな検査，読影にも完璧はありえない．どんな名人でも見逃しはありうる．
- たくさんの病変を拾い上げると偽陽性が増えるし，逆に確実なものだけに絞っていくと偽陰性が増える．
- **感度**，**特異度**ともに高い検査がよい検査であるが，一般に感度と特異度はトレードオフの関係にある．
- このような画像検査のパフォーマンスを表す場合，よく**ROC曲線**を使う（図1-3）．診断のパフォーマンスの高い画像を得るには，直線の**SN比**がよいこと（➡次頁，12頁），**コントラスト**が高いこと（➡次頁），**空間分解能**が高いこと（➡7頁）が必要である．
- ざっくり言って，**正診度**が80〜90％の検査は素晴らしい検査，70〜80％はよい検査，60〜70％はまあまあの検査，50〜60％はあまり役に立たない検査といったところか．

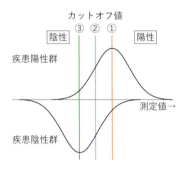
a. 検査結果の分布

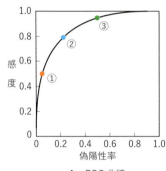
b. ROC曲線

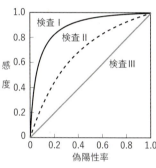
c. ROC曲線の優劣

図1-3 ROC曲線による検査のパフォーマンスの評価
a.で上段は病気がある人の分布，下段は病気がない人の分布である．測定値のカットオフの値を右寄り（①）にすると陽性群に対しての感度は下がるが，偽陽性（＝1－特異度）も下がる．逆に左寄り（③）にすると陽性群に対する感度は上がるが，偽陽性も増える．b.はそれをプロットしたものである．このように1つの検査では感度と特異度はトレードオフの関係にある．優れた検査はc.の検査Ⅰのようなものであり，検査Ⅲは当てずっぽうと同じレベルである．

COLUMN

感度，特異度，正診度の関係

感度，特異度，正診度には次の関係がある．

感度（sensitivity）＝a/(a＋c)
特異度（specificity）＝d/(b＋d)
正診度（accuracy）＝(a＋d)/(a＋b＋c＋d)

	疾患あり	疾患なし
検査陽性	a	b
検査陰性	c	d

画像検査法の基礎

鉄則 6　CTはX線を多く照射すると画質が向上するが,被曝量は増加する

- CTの画質を決定する要素として信号と雑音の比(**signal-to-noise比;SN比**)が重要である.
- X線を多く照射することによって,SN比は高くなり,画質が向上するが,生体への被曝は増加する.逆に低被曝の画像(低いSN比)ではざらつきが目立つようになる(**図1-4**).ざらつきが大きいと微妙な病変

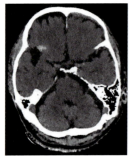
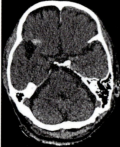
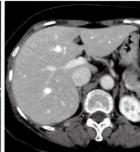
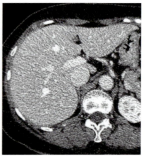

a. 頭部CT通常線量　　**b.** 頭部CT低線量　　**c.** 腹部造影CT通常線量　　**d.** 腹部造影CT低線量

図1-4　信号と雑音の比(SN比)
十分なX線を照射すると,きれいな画像(高いSN比)になるが,X線量が少ないとざらついた画像(低いSN比)になる.

COLUMN

SN比とコントラスト

物の見え方はそれ自体の信号の強さのみならず,周囲のノイズの多寡が影響する.そのため,**信号とノイズの比**(**signal-to-noise ratio;SN比**)で表現する(**図1-5**).画像ではノイズの指標として関心領域の信号の標準偏差が使われる.また,**コントラスト**は病変と周囲との信号強度の差をノイズで除したもので表される(contrast-to-noise ratio).

SN比＝信号強度/関心領域の標準偏差

コントラスト＝(病変と周囲との信号強度の差)/関心領域の標準偏差

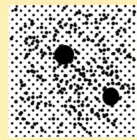
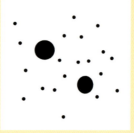

a. ノイズの多い画像(SN比小)　　**b.** ノイズの少ない画像(SN比大)

図1-5　SN比

は見づらくなって診断能が低下する．そのため，診断可能なレベルの最低限の被曝量が望まれる．
- これまでは画像再構成法として **filtered back projection（FBP）法** が使われていたが，最近では再構成法を見直す（逐次近似法という）ことで低いX線量で高いSN比を得る方法が開発され，臨床応用されつつある．担当技師に，どのような再構成法を使っているか聞いてみよう．

> **COLUMN**
>
> ### filtered back projection 法と逐次近似法
>
> **filtered back projection 法** はCTの投影データにフィルタをかけて，逆投影を行うことで画像再構成を行う方法で，現在最も広く使われている再構成法である．一方，**逐次近似法** は補正する演算を再構成の過程に組み込み，反復画像再構成を繰り返すことで，段階的に画像を改善していく方法である．この方法は雑音が少ない利点がある一方，再構成の計算時間をかなり要するという欠点がある．

鉄則 7　CTは薄いスライスで再構成すると細かく見えるがざらつく（画像ノイズが増加する）

- 細かな病変を見るためにはCTの1つ1つの**ボクセルのサイズ**を小さくして，空間分解能を高くする必要がある．
- 平面内の**マトリックス**はCTでは通常 512×512 と決まっているので，空間分解能を高めるためには薄いスライスで撮像する必要がある．薄い**スライス**での撮像によって細かな構造が見えてくるが（"空間分解能が高くなる"という），**ボクセル**あたりのX線量は減少するので，SN比が低下し，ざらついた画像となる（図1-6）．
- また，薄いスライスで広い範囲を撮像するとスライス枚数が増加し，データ量は増加する．もちろん読影も大変である．そのわりに診断能は大して変わらないことも多いので，適当なスライス厚を選ぶことが重要である．筆者がお勧めするルーチンのスライス厚は5 mm である．

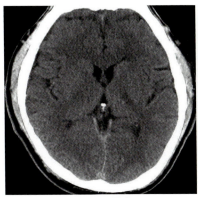
a. 5 mm スライス

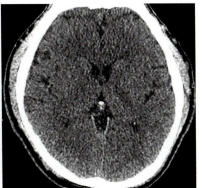
b. 1 mm スライス

図1-6　頭部CT
CTは薄いスライスで再構成すると細かい構造は見えるが，ざらついた画像となる．

COLUMN

CTのボクセル，マトリックス

CTやMRIなどのデジタル画像は断面を画素（ピクセル）に分ける．マトリックスは，CTであれば通常512×512，MRIでは256×256あるいは256×128である．それに厚み（スライス厚）を加味した直方体をボクセルと呼ぶ（図1-7）．ピクセルやボクセルのサイズを小さくすると高い空間分解能が得られるが，ノイズの多い画像となる．

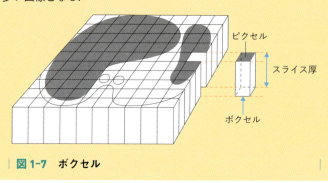

図1-7　ボクセル

鉄則8　CTの造影剤はベンゼン環にヨードが3個くっつき，イオン化（電離）しない

- 図1-8は現在最もよく使われている**ヨード造影剤**の構造式の模式図である．かつての造影剤はベンゼン環のヨードは1個のみで，イオン性のため電離していたが，最近の造影剤はベンゼン環にヨードが3個くっついており，側鎖には高分子化合物が導入され，水溶液中でも電離しない．
- ヨード造影剤の副作用として**浸透圧**が問題になることが多いが，浸透圧は水溶液中の粒子の数に比例する．つまり，最近の造影剤を用いることで，かつての造影剤に比べて分子あたりのヨード量は3倍となり，電離もしないため（**非イオン性**），浸透圧は1/6に低減された．

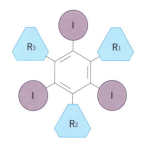

図1-8　CTで用いるヨード造影剤
従来のヨード造影剤はR_1基の側鎖はカルボキシル基（COOH）であり，ナトリウム塩やメグルミン塩にすることで水溶性としていたが，水溶液中で陽イオンと陰イオンに電離するため，イオン性造影剤と呼ばれていた．近年の造影剤はR_1, R_2, R_3の側鎖にヒドロキシル基（OH）を有する高分子を導入することで，電離することなく水溶性を達成することができるようになった．

MRIの造影剤はGdイオンをキレート化したものである

- MRIの造影剤は常磁性体物質である **Gdイオン**（Gd^{3+}）を用いる．Gd^{3+}はCTで用いるヨードの造影剤と異なり，それ自体が見えているわけではない．近傍の**プロトンの緩和を促進**して，T1WIで高信号となる．
- Gd^{3+}は猛毒であるため，キレート化したものを造影剤として用いる．分子構造では**直鎖型**と**環状型**があり（図1-9），環状型のほうが安定性が高く，**Gd^{3+}の遊離**が少ないと言われている．

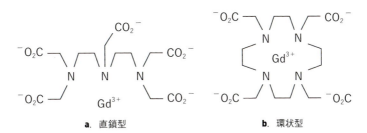

a. 直鎖型　　　　　　　　b. 環状型

図1-9　MRIで用いるGdキレート剤
MRIでは猛毒であるGd^{3+}をキレート化して無毒化している．直鎖型と環状型があり環状型のほうが安定性が高いと言われている．

CTやMRIの造影剤は血管内から細胞外液に分布し，腎臓から排出される

- 日常の臨床でよく使われている造影剤は静注後，心臓や肺を経由し，動脈を介して全身に広がる．
- そして末梢の毛細血管では細胞外に拡散していく（**細胞外液性の造影剤**と呼ばれる）（図1-10）．
- 血中の造影剤の濃度が低下すると再び拡散によって血管内に戻っていき，腎臓から排泄される（図1-11）．
- このように造影剤の動きは受動的で，濃度勾配に基づくものである．
- 一般に，細胞外液性の造影剤は細胞内には入らないと言われているが，MRIで用いる**肝特異性造影剤**である **Gd-EOB-DTPA**（EOB・プリモビスト）は肝細胞に能動的に取り込まれ，胆汁に排泄される（➡ 134頁）．

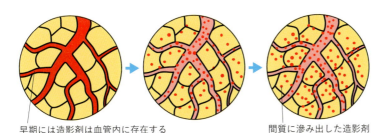

早期には造影剤は血管内に存在する　　　間質に滲み出した造影剤

図1-10　細胞外液性の造影剤
造影剤は末梢の毛細血管では濃度勾配に基づいて細胞外の間質に自由に，非特異的に拡散していく．時間を経ると血管内と細胞外の濃度が等しくなる（平衡状態）．

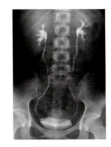

図1-11　排泄性尿路造影
CTやMRIの造影剤は血管内から細胞外液腔に分布し，最終的には腎臓から排出される．そのタイミングで撮像すると尿路系が描出される．

鉄則 11 低電圧で撮像することで,被曝量は減少し,ヨードのCT値は増加する

- 通常のCTの**管電圧**は 120 kVp である.最近では 80〜100 kVp 程度の**低電圧**での撮像も可能である[†].
- 一般的に物質の吸収値は管電圧により異なり,低電圧で撮像することでヨードのCT値は著しく高くなる(図 1-12, 13).
- 一方,低電圧にするとX線量は減少し,SN比は低下する.つまり,低電圧で撮像することによって造影剤の**造影効果が高まり**,**被曝量が低下**する(画像はSN比が低下するためにざらつく).
- 最近は,画像のざらつきを低減するためには**逐次近似法**が用いられる(➡ 7 頁)(図 1-14).

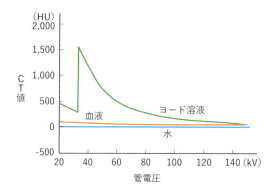

図 1-12　種々の物質における管電圧とCT値の関係
管電圧によってCT値は変化する.特にヨードは低電圧で著しくCT値が上昇する.

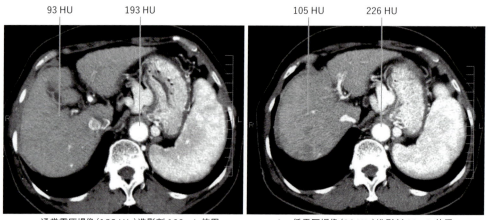

a. 通常電圧撮像(120 kVp)造影剤 100 mL 使用　　b. 低電圧撮像(90 kVp)造影剤 80 mL 使用

図 1-13　異なる管電圧による撮像(同一患者,別の日に撮像)
低電圧の撮像によって,少ない造影剤でも高い造影効果(高いヨードのCT値)を得ることが可能.

[†]: 120 kVp はピークが 120 kV で,それ以下のさまざまな電圧の成分を含んでいる.

小児には低電圧 CT が有効

- 低電圧では画像がざらつく．このざらつきは，体重の重い人では特に顕著である．一方，小児は体格が小さいため，低電圧にしてもざらつきは少なく，X 線量を減らすことが可能である．
- さらに，低電圧で撮像するとコントラストも高くなる．つまり，低電圧は，小児や痩せた人に向いた撮像法である．

低電圧を使えば造影剤の量を相当に減らせる

- 低電圧ではヨードによる造影効果が高まる．つまり，同じ造影効果を得るのに必要な造影剤を減らすことが可能となる．
- このため，小児をはじめ，腎機能の低下した患者でも造影剤の量を削減可能である．
- 低電圧での SN 比の低下は逐次近似法でカバーすればよい．

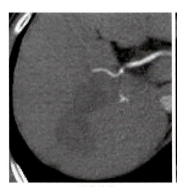 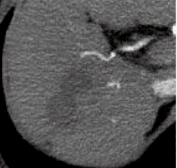 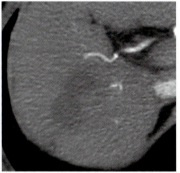

a．通常線量 　　　　　　　　　　　b．低線量 　　　　　　　　　　　c．低線量に逐次近似法を適用

図 1-14　逐次近似法
低電圧や低線量で撮像すると X 線量が減少し，ノイズの多い（ざらついた）画像となる．最近では逐次近似法と呼ばれる新しい再構成法を使うことで，ざらつきを低減できる．

鉄則 12　MRI では，水が黒い画像が T1WI，白い画像が T2WI である

- CT は X 線の透過度の差を画像化しているのに対し，MRI は**プロトン**を画像化したものである．生体内のプロトンは大部分が水か脂肪の形で存在する．
- しかし，画像のコントラストは単にプロトンの量だけではなく，プロトンの置かれた環境によっても大きく変わってくる（表 1-3）．
- この環境を表す指標が**緩和**である．緩和には**縦緩和**（**T1 緩和**）と**横緩和**（**T2 緩和**）があるが，それぞれを強調したものが **T1WI**（T1 強調画像）と **T2WI**（T2 強調画像）である[†]．
- 読影では基本的に T1WI と T2WI を撮像し，その両者を見比べてどのような組織かを判断する（図 1-15）．
- 撮像部位によっては画像が T1WI なのか，T2WI なのかの判断に困ることがあるが，水が黒い画像が T1WI で，白い画像が T2WI である（図 1-16）．

[†]：画像は T1，T2 両方の影響を受けており，通常は T1 あるいは T2 どちらかを強調して画像化する．

表 1-3　MRI の信号強度を決めるもの

- プロトンの量
- T1 緩和値
- T2 緩和値

その他，流速や拡散，撮像パラメータ〔repetition time(TR)，echo time(TE) など〕などが複雑に影響する．

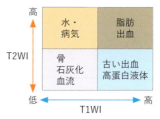

図 1-15　MRI の信号強度

MRI の信号強度のパターンは，T1WI と T2WI のそれぞれで，低信号あるいは高信号の 4 つのマトリックスに分けられる．T1WI と T2WI を見比べてどのような組織かを推定することができる．

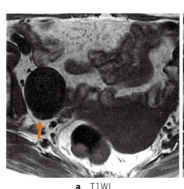 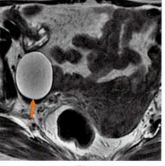

a．T1WI　　　b．T2WI

図 1-16　骨盤部 MRI

嚢胞（水）が黒い画像が T1WI（a），白い画像が T2WI（b）である（→）．

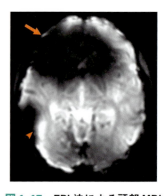

図 1-17　EPI 法による頭部 MRI

MRI では金属や空気の周囲にアーチファクトが生じる．前方は口腔内の金属（→），後頭部は空気によるゆがみ（▶）である．

鉄則 13　MRI では時間をかけると高画質になるが，動きの影響も大きくなる

- CT 同様，MRI でも **SN 比** の高い画像がきれいな画像である．高い SN 比を得るには**高磁場の MRI** を使えばよいが，コストもかかる．
- **低磁場の MRI** で高い SN 比を得るには，**撮像時間を長く**する必要がある．
- しかし，撮像時間が長くなると患者の体動が増え，画質が低下する．このため，優秀な放射線技師は，患者が停止できる範囲で，その機器にあった最適な撮像時間を見つけてくれる．

鉄則 14　MRI では金属や空気の周囲にアーチファクトが生じる

- MRI は磁場によって画像を得ている．均一な組織では均一な磁場となるが，通常の組織と金属や空気との境目では磁場が大きくゆがむ．
- このゆがみは**アーチファクト**になるため，読影が困難となる（**図 1-17**）．

鉄則 15 脂肪抑制画像を使うと T1WI で高信号の脂肪と出血を鑑別できる

- 脂肪も出血も T1WI で高信号となり，T2WI での信号強度もどちらも比較的高信号のため，その鑑別に困ることがある．
- そのような場合は，**脂肪抑制画像**を用いることによって，**脂肪**か**出血**かの鑑別が可能となる．
- つまり，脂肪抑制画像で信号が抑制されるものが脂肪であり（図 1-18），抑制されないものが出血である（図 1-19）．

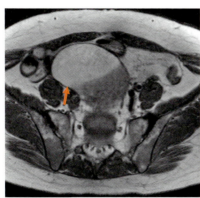 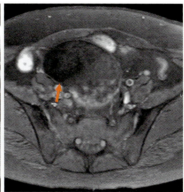

a．T1WI　　　　　　　　　b．脂肪抑制 T1WI

図 1-18　成熟性奇形腫
骨盤内に T1WI（**a**）で高信号の腫瘤を認める（➡）．脂肪抑制（**b**）では信号が抑制され（➡），脂肪性の腫瘤（奇形腫）であることがわかる．

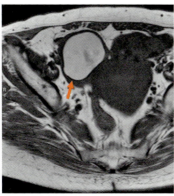 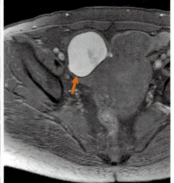

a．T1WI　　　　　　　　　b．脂肪抑制 T1WI

図 1-19　チョコレート囊胞
骨盤内に T1WI（**a**）で高信号の腫瘤を認める（➡）．脂肪抑制（**b**）では信号の抑制がみられず（➡），非脂肪（つまり出血）であることがわかる．

鉄則 16 微量の脂肪の診断には化学シフト画像が有効だ

- 脂肪の存在が疑われる場合は，脂肪抑制画像で信号が抑制されれば脂肪だということがわかる．しかしながら，**脂肪肝**や**副腎腺腫**のように純粋な脂肪ではなく，組織内に一部脂肪がみられる場合は，脂肪抑制画像での判断が困難なことがある．
- このような場合，同位相と逆位相の両方を撮像する**化学シフト画像**（chemical shift imaging）が有効である（図 1-20）．
- 通常は脂肪と水の信号を合わせて画像を作っているが，逆位相で撮像することで，大きな信号変化を得ることが可能である．

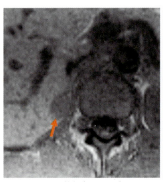
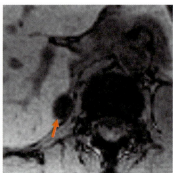

a. 同位相（in phase）　　b. 逆位相（opposed phase）

図 1-20　右副腎腺腫
副腎腺腫では細胞内に脂質を含むため，同位相（a）の信号に対して，逆位相（b）の信号は大幅に低下する（➡）．

COLUMN

化学シフト画像（chemical shift imaging）

MRIでは通常，水と脂肪からの信号を同時に収集している（同位相）．水の信号＝3，脂肪の信号＝2とすると通常の画像では 3＋2＝5 の信号が得られる（図 1-21a）．脂肪抑制では 5−2＝3 で，元画像と比べると 2 の信号低下である．一方，化学シフト画像では水と脂肪の逆位相の撮像も可能である．逆位相の画像は 3−2＝1 となり，元画像より 4 の信号変化を得られる（図 1-21b）．このように化学シフト画像は微量の脂肪を検出する場合に有利である．一方，脂肪だけの組織の場合は水と逆位相になることがないので，信号の抑制はみられない．

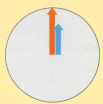
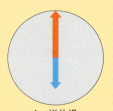

a. 同位相　　b. 逆位相

図 1-21　化学シフト画像における同位相と逆位相

鉄則 17　DWIで光るのは梗塞,腫瘍,膿瘍,血腫である

- **DWI**はプロトンのミクロの動きを画像化する方法である.
- DWIは正常の組織では強い磁場を加えると信号が低下するのに対して,病的組織では拡散が制限され(図1-22),信号低下があまり起こらず相対的に周囲より高信号となる(病変が特異的に光るわけではない).
- 当初は**超急性期脳梗塞**での有用性が報告されたが,他にも**腫瘍**,**膿瘍**,**血腫**の診断にも有用である.

DWIでPET類似の画像が得られる

- DWIでは,急性期脳梗塞同様,腫瘍も高信号となるが,腫瘍がPETのように光っているわけではない.
- しかし,PETと同様に,腫瘍をはじめ,リンパ節や播種性病変も高信号となるため,PET類似の画像が得られる(図1-23).
- ただ,画像が意味するところは全く異なることに注意が必要だ.

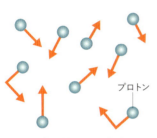
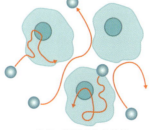

a. 拡散制限のない状態　　b. 拡散が制限された状態

図 1-22　水のプロトンのミクロの動き
正常組織では主に細胞外液の水のプロトンはブラウン運動によって,ランダムに動いている.一方,脳梗塞や腫瘍では細胞が腫大し,プロトンの動きは制限されている.

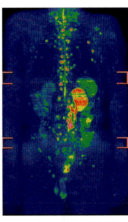

図 1-23　前立腺癌の骨転移
全身骨の転移に多発性に高信号を認め,PETのように全身の評価が可能である.

鉄則 18　DWIでは,腫瘍は周囲が,膿瘍は内部の液体が光る

- DWIは**腫瘍**や**膿瘍**の診断に有用である.しかし,腫瘍と膿瘍では高信号となる機序が異なる.
- 腫瘤性病変においては腫瘍自体が高信号となるのに対し(図1-24),膿瘍では辺縁の炎症の部分よりも,内容成分である粘稠な液体(膿汁など)の部分が高信号となる(図1-25).
- つまり,通常の造影T1WIでは両方とも**リング状の増強効果**を示すのに対し,DWIでは腫瘍は周囲の造影される部分が光るが,膿瘍は内部の造影されない液体成分(膿汁)が光る(図1-26).

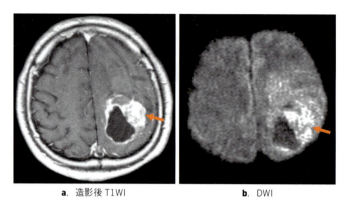

a. 造影後 T1WI　　**b.** DWI

図 1-24　膠芽腫
造影後 T1WI（**a**）ではリング状の増強効果を認め，一部壁は非常に厚い（→）．
DWI（**b**）では造影される部分が高信号である（→）．

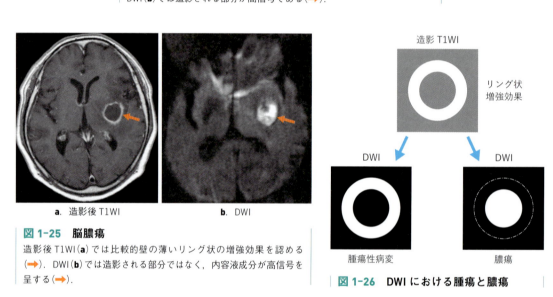

a. 造影後 T1WI　　**b.** DWI

図 1-25　脳膿瘍
造影後 T1WI（**a**）では比較的壁の薄いリング状の増強効果を認める（→）．DWI（**b**）では造影される部分ではなく，内容液成分が高信号を呈する（→）．

図 1-26　DWI における腫瘍と膿瘍

画像検査の選びかた

 鉄則 19　画像診断の得手不得手を知ろう

- 超音波はお手軽，CT は広い範囲が得意，MRI は細かく見るのが得意，核医学は代謝・機能がわかる．
- 腹胸部は CT first，それ以外の部位は MRI first が原則（例外も多いが……）．
- 救急は超音波，CT 優先．

単純 X 線

- 胸部や骨，乳腺などの診断では，今日でも基本となる検査である．比較的簡便で，検査価格も安く，被曝量も少ない．ただ，微妙な病変の診断には相当の熟練が必要である．

- 一方，現在では，頭部単純 X 線や腹部単純 X 線の診療における役割は低下した．ルーチンに撮像することは避けるべきである．

超音波
- 主治医にとって最も手軽な検査である．ベッドサイドですぐ使えて，リアルタイムで観察できる．機器の値段も比較的安い．
- 分解能が非常に高く，結石や嚢胞の診断には最強のツールである．実質臓器でも病変を検出する能力は高い．
- しかし，骨や空気などのためにどうしても観察できない部位がある（肺が覆う肝臓のドーム直下など）．
- 術者による技量の違いで診断能は大きく異なり，客観性もない．悪性腫瘍などが疑われる場合は，超音波だけの診断では危険である（甲状腺などは除く）．
- また，肥満の患者では超音波が深くまで届かないので，病変の検出が非常に難しい．

CT
- CT は **X 線の吸収値の差** を画像化するものである．最近の CT は非常に高速化が進み，短い時間で広い範囲を撮像することができる．
- 肺や骨などでは，もともと周囲とのコントラストが高いため，病変の検出に優れるが，実質臓器では，あまりコントラストがつかないため，造影剤を使って診断することが多い（図 1-27）．造影をしない腹部の検査は超音波に劣ることも多いのが現実である．
- また，**被曝量** は相当に多く（➡ 3, 19 頁），小児や頻回の検査には向かない．

MRI
- MRI は，磁場を使って **水や脂肪に含まれるプロトン** を画像化する技術である．
- コントラストは非常によいが，撮像時間はかなり長い．頭部や脊椎，四肢など動かない臓器に関しては CT より優れることが多い（図 1-28）．
- 一方，**胸部や腹部では，通常 CT が first choice** の検査である．これらの部位の MRI では，呼吸停止が必要となり，撮像に工夫が必要である．しかし，肝臓には肝細胞に特異的に取り込まれる造影剤が存在し，転移性腫瘍などの肝腫瘤の診断に有用である（➡ 134 頁）（図 1-29）．

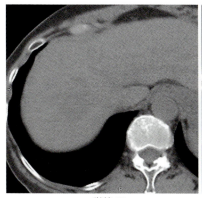
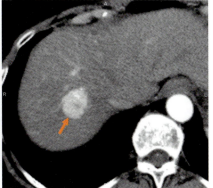

a. 単純 CT　　　　**b**. 造影ダイナミック CT

図 1-27　肝臓癌の CT
CT では造影剤を使わなければ診断が難しいことが少なくない．

- 血流を見たり(**MRA**)，拡散を見たり(**DWI**)，臓器の水を選択的に見たり(**MRCP**)，脂肪を抑制したりなど，さまざまな技術が存在し，撮像する技師にも高度の知識が求められる．
- 検査のコストは CT に比べてかなり高い(➡ 3, 21 頁)．

核医学検査
- 放射性同位元素(アイソトープ)を外部から投与し，臓器や腫瘍に取り込ませて撮像する．
- CT や MRI と異なり，**代謝や機能を評価**することができる(**図 1-30**)．
- **空間分解能**が悪いため，単独では診断困難なことが多いが，最近では CT と同時に撮像し，画像を融合して観察することが多い(**図 1-31**)†．
- **SPECT** と **PET** があり，検査の種類，核種も非常に多いが，診断としてよく使うのは**表 1-4** の検査である．一般に検査のコストはかなり高い(➡ 3 頁)．

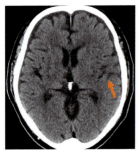

a. 単純CT　　b. DWI

図 1-28　急性期脳梗塞
単純CT(**a**)では左中大脳動脈領域(左前頭葉および側頭葉，左島後方)の皮髄境界が不明瞭で，急性期梗塞が疑われる．DWI(**b**)では梗塞巣は高信号を呈し，診断が容易．

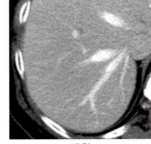

a. 造影CT　　b. EOB・プリモビスト T1WI

図 1-29　小さな転移性腫瘍の診断(原発巣は膵癌)
膵癌の肝転移において，CT(**a**)では，検出できないものが多い．MRI(**b**)では，小さな転移(➡)も検出可能．

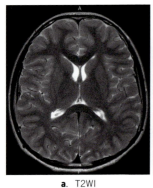

a. T2WI　　b. PET

図 1-30　小児もやもや病
両側性に ICA 領域(腹側優位)に血流低下を認める(➡)．

表 1-4　よく使われる核医学検査

脳血流シンチグラフィ	認知症の検査など
心筋シンチグラフィ	冠疾患に対して
骨シンチグラフィ	骨転移の検査
アシアロシンチグラフィ	肝予備能の検査
神経系の腫瘍によく取り込まれる MIBG	褐色細胞腫や神経芽腫など
腎シンチグラフィ	小児の水腎症の検査など
PET による腫瘍シンチグラフィ	さまざまな悪性腫瘍の病期診断

†：単に画像を重ねるだけではなく，CT の X 線吸収値を使って核医学画像の吸収値補正も行う．

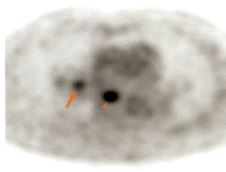
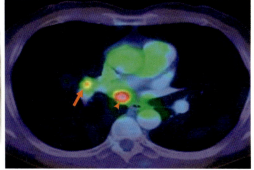

a. PET　　　　　　　　　　b. PET-CT

図 1-31　PET-CT
肺癌の肺門（➡）および縦隔リンパ節転移（▶）．PETだけの画像（**a**）より，CTと融合（fusion）（**b**）することで，集積部位の同定が容易となる．

鉄則 20　ALARA を厳守すべし

CTの被曝量は単純X線の100倍だ

- 大量の放射線に被曝すれば発癌のリスクが高まることは，多くの研究で明らかにされている．しかし，CT検査で受けるような少量の放射線の生体への影響ははっきりわかっていない．
- 少量の放射線によって発癌のリスクが高まるかを実証することは非常に困難である．少量の被曝はむしろ有益だという説や，ある程度までは害がなく，一定の閾値を超えると有害になるという説もある．
- 一般的には，少量の被曝でも，その分だけ発癌のリスクが上昇するという"**閾値なし直線仮説**"であり，できるだけ**被曝量**は少なくすべきであると考えられている（図1-32）．
- 特にCTの被曝量は比較的多く，単純X線の被曝量が0.06 mSv程度であるのに対し，CTではその50〜100倍くらいの被曝となる（➡ 3頁）．

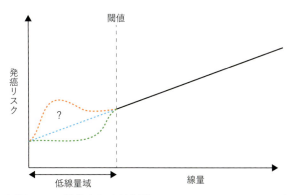

図 1-32　閾値なし直線仮説
少量の放射線によって発癌のリスクが高まるかどうかははっきりわかっていない．一定量以上になってはじめてリスクが上昇する（つまり閾値が存在する）のではなく，少量の放射線でもその分だけ，害があるという"閾値なし直線仮説"が標準的な考え方である．

若年者ではCT検査の被曝リスクはわずかに上昇する

- わが国ではCTやMRI機器が非常に普及しており，人口あたりのCTの台数が諸外国に比して圧倒的に多いため（図1-33），安易にCT検査が行われる傾向がある．
- 特に若年者ではX線に対する感受性が高いことが知られており[1]（図1-34），できるだけ照射量を減らす必要がある．

妊婦や小児でもCTが必要なことがある

- 当然，妊婦では胎児への影響を考えて，できるだけ被曝量を減らすべきである．
- 一方，妊婦や小児であっても，どうしても診断のためにX線検査が必要なことがある．
- このような場合に，X線感受性が高いからといって，検査を行わないのは誤りであり，常にケースバイケー

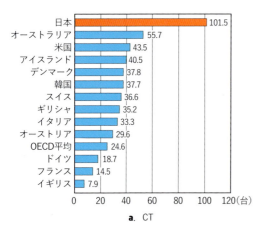

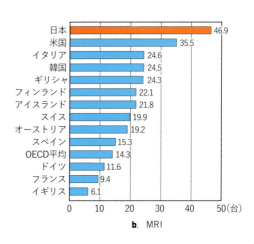

図1-33 人口100万人あたりのCTとMRIの台数

諸外国に比べてわが国の人口あたりのCTとMRIの台数は断然多い．そのため，検査のアクセスは非常によいのであるが，あまり適応とは考えられないケースにも画像検査が行われる傾向がある．そのため，わが国の国民1人あたりの被曝量は世界一多く，それに伴う発癌のリスクも少なくないと考えられている．

（厚生労働省：医療機器の配置及び安全管理の状況等について）

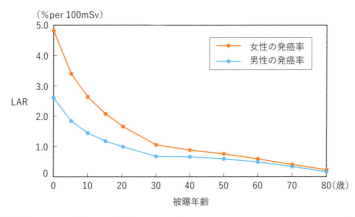

図1-34 年齢とX線被曝による癌のリスク

男性も女性も若年者ほど被曝に対する癌発生の感受性が高い．LAR：lifetime attributable risk，100 mSv 被曝した場合の生涯の発癌リスク．

（Kalra MK, et al：CT radiation：key concepts for gentle and wise use. Radiographics 35：1706-1721, 2015 より）

- スでリスクとベネフィットを考えて判断し，**ALARA（as low as reasonable achievable）の原則**を遵守して，検査を行う必要がある．
- 一般に最も注意が必要と考えられる**器官形成期（3～15週齢）**でも100 mGy以下であれば異常が発生することはないと言われている．よって，妊娠中に誤ってCTや注腸造影検査を受けたとしても奇形や精神発達遅滞を心配して中絶をする必要はない．
- 画像検査の被曝がどこまで許容されるかという議論があるが，基本的に**リスクとベネフィット**の天秤に掛けて議論すべき問題で，**線量の限度**はない．
- たとえば，命にかかわるようなIVRであれば，限度を超えたからといって中止するわけにはいかない．
- しかし，当然ALARAの原則は遵守する必要がある．

鉄則21 MRIは時間とお金と頭を使う —救急には不向き

- MRIはCTと比較するとコントラストが高く，さまざまな撮像技術も存在するため，有益な情報が得られることが少なくない．
- しかし，強力な磁場を用いるため，対象となる患者に制約があることも多い．
- また，1回の検査で比較的長い時間を要する．撮像だけで最低でも30分，これにさまざまなセットアップ（患者搬入，位置決めなど）も含めると小一時間はかかると考えたほうがよい．
- 一方，CTであれば造影をしなければ10分程度，造影をしても20分程度で終了可能である．そのような意味でMRIは救急には不向きであり，脳卒中の検査を含めて**CT first**が原則の場合が多い．
- MRIは基本的に予約を取って行う検査である．また，MRIの検査費は造影なしでも2～3万円程度かかり比較的高額である．

鉄則22 腎機能によって造影法を使い分けるべし

- CTやMRIで使われる造影剤（ヨード造影剤およびGdキレート剤）は腎臓から排泄される尿路系の造影剤である[†]．
- CTでは腎機能が低下している患者にヨード造影剤を用いると**造影剤腎症**を起こすリスクがある．
- 一方，MRIの造影剤は腎機能が低下した患者でも比較的安全と考えられてきたが，腎機能の非常に低下した患者や透析患者では，**腎性全身性線維症（nephrogenic systemic fibrosis；NSF）**を発症することが明らかとなった．
- しかし，診断にはどうしても造影検査が必要となることがある．腎機能が悪いからといって，一律に造影検査を行わないわけにはいかない．造影によるリスクとベネフィットを考え，ベネフィットが上回る場合は造影検査を行うべきである．

[†]：腎機能が悪い場合は胆道から排泄される．肝臓の造影剤であるEOB・プリモビストのみは健常者でも約50％が胆道から排泄される．

- あらかじめ腎機能（**eGFR**）を調べて適切な造影剤を使わなければならない．**表 1-5** は腎機能に応じた対応をまとめたものである．
- 一般にヨード造影剤であれば eGFR が 30 mL/分以上であれば通常の検査が可能である．それ未満であれば十分に補液したうえで行うか，造影剤の減量が必要であるため，画像診断医に相談する．
- MRI では，eGFR が 30 mL/分以上あれば造影検査は可能だが，それ以下では禁忌である．造影が必要な場合は補液を行い，CT で代用する．
- 透析患者は MRI の造影検査は禁忌だが，通常の CT 検査は可能である．

表 1-5　腎機能に応じた CT，MRI の適応

	stage 3	stage 4	stage 5	5D
eGFR(mL/分)	60〜30	30〜15	<15	HD
CT	○	リスクあり	リスク大	OK
MRI	○	×	×	×

> **COLUMN**
>
> **腎性全身性線維症（nephrogenic systemic fibrosis ; NSF）**
>
> 近年，MRI 造影剤の副作用として NSF が注目されている．これは慢性的に皮膚が硬化していく重篤な疾患で，高度の腎機能障害患者や透析患者に **Gd キレート剤**を使った場合に発症する．Gd^{3+} の遊離が関与していると言われている．

鉄則 23　FDG-PETは悪性腫瘍の検出，良悪性の鑑別，病期診断，治療効果判定などに用いられる

- 悪性腫瘍においては糖代謝が亢進し，**FDG** の取り込みが増加するが，その程度は病巣の大きさ，細胞密度，**グルコース-6-ホスファターゼ（G6Pase）活性**などが左右する．特にリンパ腫での取り込みは非常に強い．
- FDG をどのくらい取り込んでいるかを示す指標を **SUV（standarized uptake value）** という．個々の腫瘍や装置でバラツキがあるため，SUV の値から細かな議論をすることは危険であるが，同じ個人の SUV であれば治療効果の評価に有用である．

> **COLUMN**
>
> **SUV（standardized uptake value）**
>
> SUV は体の比重を 1 とみなし，投与した薬剤がすべて均一に体内に分布したと考えた場合の放射線濃度を 1 とした場合，組織の単位重量あたりの集積はその何倍にあたるかを示したもの．
>
> $$SUV = \frac{\text{組織放射能カウント（cpm）/組織重量（g）}}{\text{投与放射能カウント（cpm）/体重（g）}}$$

鉄則 24 すべての悪性腫瘍が PET で描出されるわけではない──良性でも PET で光るものがある

- 一般に，PET ではさまざまな悪性腫瘍が光るが，癌性胸水，癌性腹水，スキルス癌，白血病，嚢胞性の腫瘍，粘液性の腫瘍，壊死性腫瘍などは偽陰性を示す．また，分化型肝癌，一部の腎癌では，**G6Pase** をもっているため，集積があまりみられない．
- 一方，良性腫瘍であっても FDG の取り込みが亢進していることは少なくない．特に**活動性のサルコイドーシス**などは強い取り込みを認める（図 1-35）．
- また，大腸のポリープや甲状腺の良性腫瘍でも光るので，注意が必要．

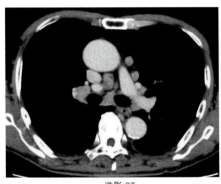
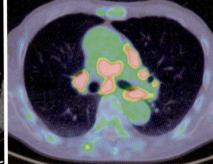
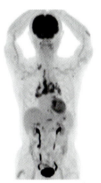

a. 造影 CT　　　b. FDG-PET fusion 画像　　　c. FDG-PET MIP 像

図 1-35　活動性サルコイドーシス
鎖骨上窩，縦隔，肺門，腋窩，左横隔膜角，胃小弯，肝門部，傍腹部大動脈，総腸骨動脈領域に多数の腫大リンパ節を認める．心臓はびまん性に集積が亢進している．

画像診断のコツ

 ## 鉄則 25 以前の写真との比較は効果絶大

- 画像所見は非特異的なことが多い．1 回の検査の画像だけでは，良悪性の判断に困ることも多い．
- もし，以前の画像が手に入るなら，ぜひ参考にしよう．できれば 1 年以上前の写真があるとよい．一般的に**良性腫瘍の発育速度は遅い**のに対して（図 1-36），**悪性腫瘍では速い**ものが多いからだ（図 1-37）．
- しかし，早期の癌（腎癌や GGO を呈する肺癌など）の発育は遅いので，判断が難しいことがある（図 1-38）．
- どうしても判断が難しい場合は，生検が必要であるが，良性腫瘍の可能性が高い場合は，経過観察を行うことも多い．
- このように**時間**というファクターは，診断において非常に大きな意味をもつ．

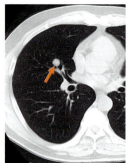
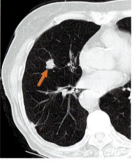

a. 1年前のCT　　b. 外来受診時のCT　　a. 3か月前のCT　　b. 外来受診時のCT

図 1-36　良性結節
右上葉の結節は1年間変化なく，良性の結節であることが示唆される．生検で炎症性腫瘤であることが確認された．

図 1-37　S⁴肺癌
右中葉の結節は3か月前のCT（a）と比較して，明らかに増大しており，悪性が疑われる．生検で肺癌であることが確認された．

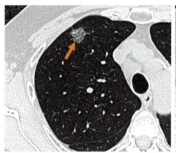
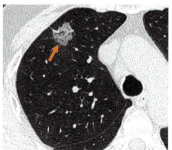
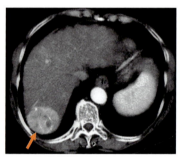

a. 2年前のHRCT　　b. 今回のHRCT　　造影ダイナミックCT

図 1-38　肺腺癌
数か月前の画像所見はほとんど変化がなかったが，2年前（a）との比較では右上葉のすりガラス影は明らかに増大していた．手術では腺癌（lepidic predominant）が証明された．

図 1-39　肝臓癌
このような多血性の腫瘤（➡）を見た場合，肝臓癌やFNH，原発臓器が多血性の転移などをまず鑑別として挙げる．

鉄則26　鑑別診断はトップ3をまず押さえろ

- CTやMRIなどで病変を見つけたとき，さまざまな**鑑別診断**を考える必要がある．
- 無論，頻度の高い疾患の可能性が高い．たとえば，腎臓の充実性腫瘍であれば，腎癌の可能性が非常に高く，膵臓の充実性腫瘍であれば，膵癌の可能性が高い．しかし，一定の確率で別の疾患の場合もありうることを忘れてはならない．
- そのため，必ず鑑別診断を用意する必要があるが，非常に稀な疾患まで鑑別に挙げるのはナンセンスだ．
- 一般に，鑑別を3つ挙げれば9割方は当たっている（**図1-39**）．5つ挙げれば99%大丈夫であろう．あとはきわめて稀な例外的疾患だ．

鉄則27 1つの所見で満足するな
――もっと重要な所見が隠れているかも

- 最近のCT検査などでは，1度に多くの臓器が撮像される．肺のCTであっても腎臓までカバーされていることが少なくない．
- 主治医は，どうしても自分の関心がある臓器にしか目が行かない．呼吸器内科医は肺のみ目が行き，消化器内科医は肝臓に関心が集中しがちであるが，忙しい臨床のなかではやむをえないのかもしれない．
- 筆者がよく経験するのは心臓や大動脈のCTで，肺癌や腎癌が偶発的に見つかる事例である（図1-40）．
- CT colonographyの検査でも，さまざまな疾患が偶然見つかることが報告されている[2]．
- 最近の画像診断レポートの見落としのニュースの多くは偶然見つかった悪性腫瘍に関するものである．画像診断医はターゲットとなる臓器以外も隈なく画像を見て，もし重要な偶発所見があった場合には適切に主治医に伝える必要がある．

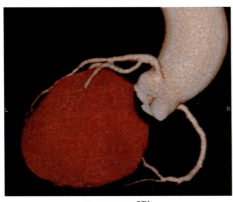

a. coronary CTA

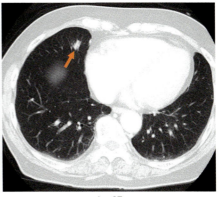

b. CT

図1-40　coronary CTAで見つかった肺癌
冠動脈の検査を行ったCTで右の中葉に偶然肺癌が見つかった（➡）．

 ## 鉄則28 MRIで変な信号を見た場合，
血管性病変や血腫も考えろ

- MRIでは，T1WIとT2WIを組み合わせて組織を判断するが，信号強度からはなかなか説明がつかないことがある．
- そのような場合は，**血管性病変**や**血腫**の可能性を考えてみよう．
- MRIでは，**血流信号**はMRIの複雑なパルスにより，さまざまな信号を呈する．血腫も時期により複雑な信号強度を呈する（図1-41）．

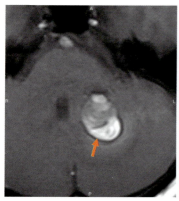 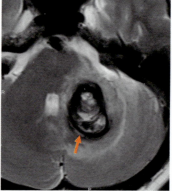 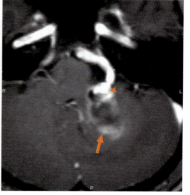

a. T1WI　　　　　　　　　　b. T2WI　　　　　　　　　　c. MRA 原画像

図 1-41　左椎骨動脈の巨大動脈瘤
左の小脳半球に T1WI（**a**）で高信号，T2WI（**b**）で辺縁部低信号，内部高信号の病変を認める（→）．信号強度からは血腫などが考えやすい．造影にて腫瘤自体の増強効果ははっきりしないが，腫瘤内は左椎骨動脈と連続性があることが明らかで（▶），血栓化した巨大動脈瘤と診断可能である．

鉄則 29　正体不明の疾患を見たら SALT と IgG4 を考えよ

- 全身のさまざまな部位（一見脈絡のない部位）に所見を同時に見ることがある．たとえば多発性のリンパ節腫大や，脾臓や肺などに病変が多発することがある．
- このような場合には，以前より **SALT**（**sarcoidosis**，**AIDS**，**lymphoma**，**tbc**）を考えろと教えられてきた．これらの疾患はさまざまな臓器に変わった所見を呈することが多い．
- 最近では，これらの疾患に加えて **IgG4 関連疾患**（図 1-42）や **Castleman 病**などもよく経験する．

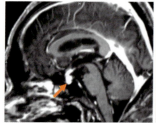 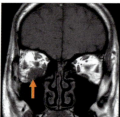 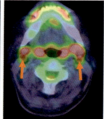 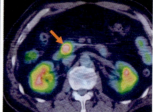

a. 造影 T1WI 矢状断　　b. T1WI 冠状断　　c. FDG-PET/CT 下顎部　　d. FDG-PET/CT 膵頭部

図 1-42　IgG4 関連疾患
視床下部，下垂体柄，下垂体は腫大し，強く増強されている．右下直筋をはじめ，外眼筋の腫大も認める．両側顎下腺および膵頭部には FDG の取り込みを認める．

鉄則 30 典型的疾患の稀な所見 ≫ 稀な疾患の典型的所見

- 頻度の高い疾患では，症例数が多いため，さまざまな画像のバリエーションを見ることも多い．
- たとえば，**腎癌**は頻度の高い腫瘍である一方，良性疾患である **oncocytoma** は稀である（図 1-43）．
- oncocytoma の画像所見としては**中心瘢痕**が有名である．しかし，それほど頻度は高くないが，腎癌でも同様の所見を見ることがある．そのため，中心瘢痕の所見を見た場合でも oncocytoma である確率より腎癌である確率のほうが高い．
- このように稀な所見を見た場合でも，典型的疾患でたまたまそのような所見を呈しているのではないかと考えるほうが正解のことが多い．

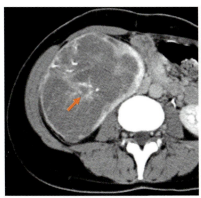
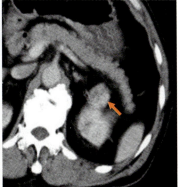

a．嫌色素性腎癌の造影 CT　　b．oncocytoma の造影 CT

図 1-43　oncocytoma と中心瘢痕のある腎癌
腫瘍の中心に瘢痕を認める．このような中心瘢痕は oncocytoma に特徴的とされるが，腎癌でも稀にみられる．一般的に oncocytoma に比べて腎癌の頻度のほうが圧倒的に高いので，中心瘢痕は腎癌でみられる頻度のほうが高くなる．

 鉄則 31 病変の発生部位を考える―臓器の辺縁との関係や支配血管，周囲組織の圧排の方向などで評価

- 病変が小さく，臓器内にあれば発生部位で悩むことはないが，病変が増大し，外方に発育すると，由来臓器がわかりにくくなる．
- このような場合は腫瘤と臓器の接し方（**beak sign**）を見るとよい（図 1-44）．また，周囲臓器がどちらに圧排されているかも参考になる．
- さらに，腫瘍を栄養する血管がどの臓器の血管かについても注目するとよい（図 1-45）．
- ただ，病変が大きかったり，癒着していると，別の臓器の血管を引っぱることもあるので，要注意．

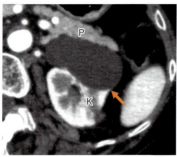

造影 CT

図 1-44　beak sign
膵臓（P）と腎臓（K）の間に囊胞性病変を認める．腎臓の一部が嘴状に囊胞へ連なっており（beak sign：➡），この囊胞性病変は腎臓由来であることがわかる．

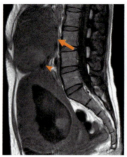
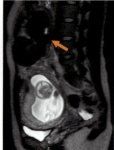

a. T1WI　　b. T2WI

図 1-45　子宮筋腫の血管
妊娠子宮の頭側に腫瘤性病変を認める（➡）．子宮とは，子宮底部において血管を含んだ構造物で連続しており（▶），この病変は子宮由来であることがわかる．

鉄則 32　造影しても囊胞か充実性腫瘤かの判断が難しいことがある

- 一般に，**充実性腫瘤**は造影することによって，程度の差はあれ，増強がみられる．一方，**囊胞性病変**では，造影剤による増強効果はみられないはずである．
- ところが，実際の臨床において，両者は必ずしもクリアカットに分けられない．
- 腎臓の病変などでよくみられるが，囊胞性病変であっても，造影前後で CT 値を計測すると 10 程度までは CT 値が上昇する（図 1-46）．周囲を腎臓など強い増強効果を示す臓器に囲まれていると，囊胞であっても若干の CT 値の上昇が認められる．これは，一種のアーチファクトであり，**beam hardening 効果**などによって CT 値の計算の過程において誤差を生じるため起こる．
- 一方，充実性腫瘤であっても軽微な造影効果しか認めないことがある．このような場合，本当に造影されているのか，アーチファクト（beam hardening 効果）によるものか，判定に困ることも少なくない．
- 一般に，造影前後での CT 値の上昇においては，表 1-6 のように判断すればよい．

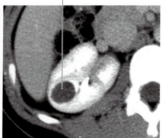

a. 単純 CT　　b. 造影 CT

図 1-46　beam hardening 効果による見かけの CT 値の上昇（腎囊胞）
囊胞の単純 CT（**a**）での CT 値は 20，造影後（**b**）は 29 で，CT 値の上昇がみられる．このように囊胞であっても周囲に強く増強されるものがあると CT 値が上昇する（beam hardening 効果）．

表 1-6　CT 値による造影効果の有無の判断

+10 以下	アーチファクトによるもので，造影効果なし
+10〜20	判定困難，他の検査方法も考えるべき
+20 以上	造影効果あり

癌の画像診断のポイント

 鉄則33 癌の診断では TNM を押さえろ

- 画像診断においては，病気を見つけたからといって，それで安心してはいけない．常にゴールを意識—つまり，治療を念頭に置かなければならない．
- 特に癌の診断で大事なことは，**TNM を押さえる**ことである．
- 具体的には**腫瘍の大きさおよび浸潤度(T)，リンパ節転移の有無(N)，遠隔転移の有無(M)**である（図1-47）．
- 当該検査でこれらの診断が満足されない場合は，画像診断医は次に必要な検査を主治医に提案する必要がある．

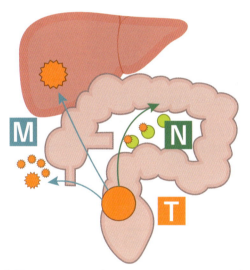

図1-47　TNM 分類
癌はT因子（大きさと浸潤度），N因子（リンパ節転移），M因子（遠隔転移）を評価することで，病期を決定する．病期によって治療法や予後が異なる．

 鉄則34 癌の病期診断で迷ったら understaging を

- CT や MRI で病期診断を行う場合，漿膜や多臓器への浸潤があるかや，リンパ節転移があるかで，迷うことも少なくない．
- 一見，浸潤や転移がなさそうでも，顕微鏡的には陽性のことも少なくない．逆に，浸潤していると判断しても，実際は癒着しているだけだったり，転移と思っても，反応性のリンパ節転移に過ぎなかったということもしばしば経験する．

- マクロな診断法である画像診断でこれらを厳密に判定することは基本的に無理である.
- このような場合に, 画像診断医が"浸潤や転移も否定できない"と記載すると, 主治医は手術に踏み切れず, 患者は治療の機会を失うことになる. それは, 手術をしたけれども, 根治できなかった事態より大きな機会損失である.
- 正確な病期診断は実際にはなかなか難しい. 得てして, 現在の医療においては防御的姿勢になり, 画像診断医は **overdiagnosis**, **overstaging** 気味のレポートを書きがちであるが, 決して正しい姿勢ではない.
- "迷ったら **understaging**" が原則である (図 1-48). 無論, このような姿勢においては一定の確率で偽陰性もありうるということを, 主治医と共有しておかなければならない.

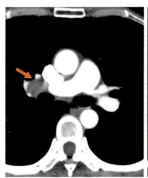 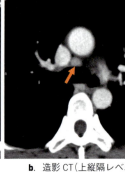

a. 造影 CT (肺門レベル)　　b. 造影 CT (上縦隔レベル)

図 1-48 肺癌の多発リンパ節転移 (手術で確認)
右肺門, 縦隔リンパ節腫大を認める (→). このように明らかなリンパ節腫大を認める場合は, 転移を疑うことが可能であるが, 微妙な腫大の場合は "転移ははっきりしない" と記載すべきである.

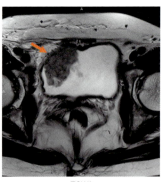

T2WI

図 1-49 膀胱癌 T3
膀胱前右側壁の腫瘍は筋層に深く浸潤し, 周囲脂肪織に毛羽立ちもみられることより, 漿膜浸潤が疑われる (→). しかし, 膀胱壁は薄いため正確に深部浸潤を評価することは困難なことも少なくない.

鉄則 35 管腔臓器における悪性腫瘍の診断のポイントは壁外浸潤の程度を示すこと

- 悪性腫瘍の診断においても, 実質臓器と管腔臓器でアプローチは異なる.
- 消化管や膀胱などの管腔臓器においては, **深達度診断** が求められる (図 1-49). 深達度の深い症例ではリンパ節転移の頻度などが高く, 予後不良のことが多い.
- しかし, 多くの管腔臓器においては, 臓器の厚みは数 mm 程度と薄いことが多く, 正確な深達度診断は困難なことが多い (せいぜい 60〜70% の正診度か).
- その意味では, 周囲脂肪織や臓器への浸潤の評価が重要である. 実際には, これも難しいことが多いが, 明らかな浸潤がみられない場合は "浸潤の可能性が否定できない" と記載するのではなく, "はっきりした浸潤はみられない" と記載すべきである (**understaging の原則**).

鉄則 36 癌もいろいろ

- 大腸癌や肝臓癌の知見から，癌には良性のものから段階的に悪性化していく，いわゆる **adenoma-carcinoma sequence** を経て癌化するタイプ（図 7-16 ➡ 139 頁）と，いきなり癌化する *de novo* **タイプ**があることが多くの癌種についてわかってきた．一般的に *de novo* タイプは悪性度が高い癌が多い．
- 図 1-50 は最近報告された癌の 5 年生存率である．前立腺癌と膵癌には予後に大きな差があることがわかる．このように同じ癌でも生命予後に影響を及ぼさない可能性が高い癌（前立腺癌，皮膚癌，甲状腺癌など）とかなりの確率で数年以内に死亡する癌（膵癌，肉腫など）がある．
- さらに同じ臓器の癌であっても症例によって大きな差がある．たとえば，多くの前立腺癌は比較的進行が遅いが，一部の癌は非常に進行が早い．
- 進行の遅い癌の多くは分化度の高い癌で，進行の早い癌は低分化癌，未分化癌である（図 1-51）．このように癌の**分化度**は予後に大きな影響を与える．
- 長い経過の癌では，最初は分化度が高い癌が**脱分化**を起こして分化度の低い癌になることもある（**甲状腺癌**でよく経験する）．

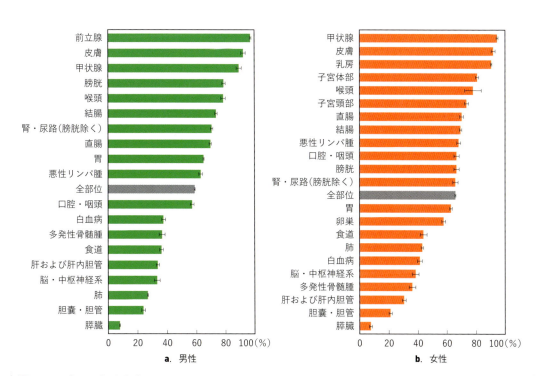

図 1-50 癌の 5 年生存率
同じ癌でも前立腺癌や皮膚癌，甲状腺癌のように予後が非常によいものから，膵癌のように予後が非常に悪いものがある．
〔全国がん罹患モニタリング集計 2006-2008 年生存率報告（国立研究開発法人国立がん研究センターがん対策情報センター，2016）．独立行政法人国立がん研究センターがん研究開発費「地域がん登録精度向上と活用に関する研究」平成 22 年度レポート〕

- また，**前立腺癌**などでよく知られるが，一生臨床的に顕在化しない癌もみられる（**latent 癌**という）．このような癌を見つけて治療することは，患者に対してはむしろ不利益を与えることになる．このように，同じ癌と言っても，生物学的には非常に多彩である．
- 画像診断の目的は，診断することで患者に利益をもたらすことであって，すべての癌を見つけることではない．検診などでは，よく癌の発見がゴールのような議論がなされるが，latent 癌を見つけても患者にとっては不利益きわまりない．
- 肺癌の **CT 検診**では，診断困難な小さな炎症性結節がよく見つかる．**PET 検診**では，小さな甲状腺癌がよく見つかる．ただ，このような病変を見つけても患者の利益になるのかは不明である．
- 検診のゴールは，患者の利益で判断されるべきである．患者の利益を計るよい手立てがないため，便宜的に発見率で議論されているが，副作用も多いことを知るべきである．
- 一般に，adenoma-carcinoma sequence を経て癌化するものは早期発見して治療をすれば，患者を癌から救うことが可能であるが，de novo 癌を早期発見することは難しく，検診の有効性は限られる．

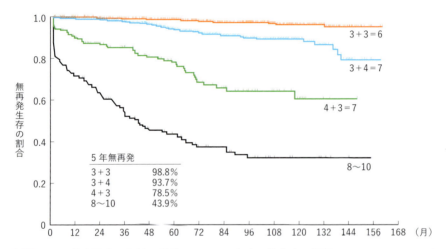

図 1-51　前立腺癌におけるグリソンスコアと癌の生存率の関係
高分化（3＋3＝6，3＋4＝7）の前立腺癌と低分化（8〜10）の前立腺癌とでは予後が大きく異なる．
（Nelson JB, et al : Perspectives on the clinical management of localized prostate cancer. Asian J Androl 16 : 511-514, 2014 より）

鉄則37 癌と慢性炎症の鑑別は結構難しい

- 多くの臓器において（胆嚢，膵臓など），**慢性炎症**と**癌**との画像所見は類似することが多く，診断に苦慮することが少なくない（図1-52, 53）．
- PETは，当初は**膵癌**と**腫瘤形成性膵炎**の鑑別ができるのではないかと期待されたが，オーバーラップが多い．基本的に鑑別は不可能で，生検が必要である．
- ややこしいことに，慢性炎症を繰り返していると局所免疫が低下し癌発生のリスクも高くなる（➡ 96頁）．経過観察を行って画像所見に変化が出た場合は，癌合併の可能性を考える必要がある．

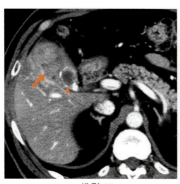
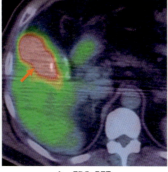

a．造影CT　　　　　　　　　　**b．FDG-PET**

図1-52　黄色肉芽腫性胆嚢炎
胆嚢に腫瘤を認め，FDGの取り込みもみられる（➡）．術前には胆嚢癌が考えられたが，手術の結果，黄色肉芽腫性胆嚢炎であった．胆石もみられる（▶）．

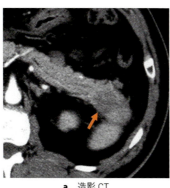
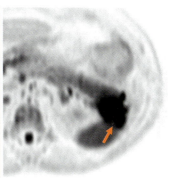

a．造影CT　　　　　　　　　　**b．DWI**

図1-53　IgG4関連自己免疫性膵炎
膵尾部に腫瘤を認め，DWI（**b**）でも高信号である（➡）．腫瘤はステロイドで縮小し，IgG4関連自己免疫性膵炎と診断されたが，画像所見からは膵癌との鑑別は困難である．

鉄則 38 腫瘍の造影メカニズムは脳とそれ以外の臓器で異なる

- CT，MRI において，造影剤は腫瘍性病変の検出を目的として用いることも多い．一般に腫瘍では VEGF などの血管新生因子によって血管が増生し，透過性も亢進しているため，腫瘍は周囲の組織よりも早期から強く造影されることが多い．
- 一方，脳脊髄では**血液脳関門**（blood-brain barrier；**BBB**）が存在するため，基本的に造影剤は細胞外に出ることはない．
- しかし，腫瘍が存在すると BBB が破壊され，造影剤が間質に滲み出してくる．そのため，腫瘍はゆっくりと増強されてくるので，ある程度時間が経ってから撮像することが必要（**図 1-54**）．

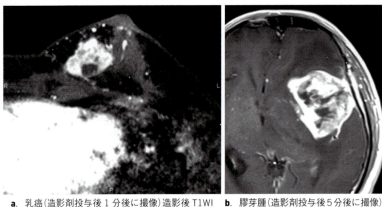

a．乳癌（造影剤投与後 1 分後に撮像）造影後 T1WI　　b．膠芽腫（造影剤投与後 5 分後に撮像）造影後 T1WI

図 1-54　腫瘍の造影メカニズム
脳以外の腫瘍は，腫瘍の血流を直接反映する早期に撮像することで，濃染が得られるが，脳腫瘍では BBB の破壊を見ているため，ある程度時間が経ってから撮像することで，腫瘍の濃染がみられる．

鉄則 39　線維性腫瘍と粘液性腫瘍は後から染まる

- 多くの腫瘍性病変は血流が増加しているため，早期に濃染し，晩期にwashout（周囲より低吸収となること）を認める．ところが，**線維性腫瘍**では細胞成分が少なく，血管の発達が悪いことに加えて，**細胞外液腔**の線維に造影剤がトラップされるために早期の濃染は軽微であり，時間とともに徐々に濃染されることが多い（図1-55）．
- 一方，**粘液基質**に富んだ腫瘍でも細胞外液腔に造影剤が滲み出し，同様に晩期に濃染する（図1-56）．
- T2WIでは線維成分の多い腫瘍は低信号あるいは浮腫などのために軽度高信号となることが多いが（図1-55），粘液基質の多い腫瘍はT2WIで著明高信号となることが多い（図1-56，表1-7）．

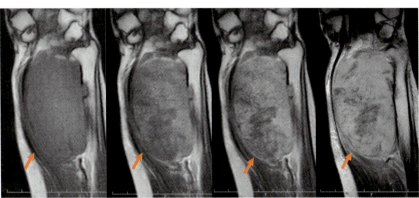

a. T2WI　　　　b. 30秒ごとにT1WIを繰り返したダイナミックMRI

図1-55　腱鞘の線維腫
腫瘍はT2WI（**a**）で腫瘍内浮腫のため，軽度高信号である．ダイナミックMRI（**b**）では腫瘍は時間とともに徐々に増強している．

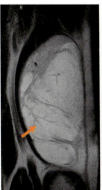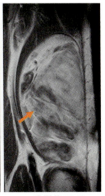

a. T2WI　　b. 造影後T1WI

図1-56　脂肪肉腫（粘液型）
腫瘍はT2WI（**a**）で著明高信号，造影後（**b**）に粘液部が強く増強される．

表1-7　線維性腫瘍と粘液性腫瘍の比較

	ダイナミック検査	T2WI
線維性腫瘍	晩期に濃染	低信号（〜軽度高信号）
粘液性腫瘍		著明高信号

鉄則 40 機能性の内分泌腫瘍は早期に見つかる

- 多くの腫瘍性病変では，初期は無症状のことが多い．稀に早期に神経浸潤などを起こして，小さな腫瘍でも症状が出現することがあるが，多くは徐々に増大し，症状が出現したときには相当な大きさになっている．
- 一方，一部の**ホルモン産生腫瘍**（副腎腺腫，下垂体腺腫，卵巣腫瘍の一部など）は，サイズが小さくても症状出現が早いために，早期に見つかることが多い（図 1-57）．たとえば，下垂体腺腫においては，ホルモン産生腫瘍では **microadenoma** として早期に見つかるが，ホルモン産生のないものでは **macroadenoma** としてかなり増大して，視野狭窄などの圧迫症状が出現してから見つかることが多い．

機能性腫瘍と非機能性腫瘍で大きさ以外に違いはない

- しかし，ホルモン産生性があるかどうかは，腫瘍細胞での代謝経路が保たれているかどうかの違いによるものであって，本質的にホルモン産生性腫瘍とそうでないものの間に，画像所見の差はない（ホルモン非産生性腫瘍は症状が出にくいため，大きなものが多い）．

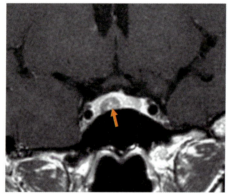

造影 T1WI 冠状断

図 1-57 微小腺腫（prolactinoma）
ホルモン産生腫瘍は症状を呈するため，早期に見つかる（➡）．

鉄則 41　リンパ節腫大の良悪性の鑑別（反応性 vs 転移，リンパ腫）は難しい

- **リンパ節腫大**は，癌の転移以外にさまざまな炎症に対する反応としてもみられる．表 1-8 は一般的な鑑別のポイントを示したものである．

扁平（縦横比が 0.7 以下），リンパ門が見えるものは良性が多い

- 反応性の場合はそれほどリンパ節腫大は軽度で，多くは扁平な形態（縦横比が 0.7 以下）で，**リンパ門**も保たれていることが多い．超音波は空間分解能が高いため，リンパ門の評価が可能である（図 1-58）．

リンパ腫は均一に低エコーになるものが多い

- 転移性のリンパ節腫大は球形で，内部が不整である（図 1-59）．血流の増加したものが多く，カラードプラでの評価も有用である．悪性リンパ腫による腫大は，病理学的に内部構造が均一であるため，低エコーを呈することが多い（図 1-60）．
- 超音波検査の適応は表在性のものに限られる．一方，CT や MRI は深部のリンパ節も評価できるが，リンパ門や血流の評価には限界があり，良悪性の鑑別は困難なことが多い（図 1-61）．

表 1-8　リンパ節腫大の良悪性鑑別のポイント

	良性	悪性
形態	扁平	球形
リンパ門	保たれる	消失
血流	少ない†	多い
内部壊死	なし	大きな転移ではあり††

† : 感染性では血流増加
†† : 悪性リンパ腫では壊死なし

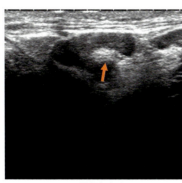

a．頸部超音波

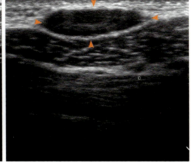

b．頸部超音波

図 1-58　反応性のリンパ節腫大
リンパ節腫大を認めるも，リンパ門を認め（➡），形態的にも扁平である（▶）．

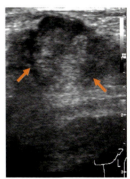

頸部超音波

図 1-59　左下咽頭癌中内深頸リンパ節転移
リンパ節腫大を認め，内部は不整で，高エコーである（➡）．形態的にも縦横比は小さく，球形である．

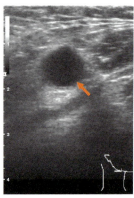

頸部超音波

図 1-60　悪性リンパ腫
リンパ節は球形であり，内部は囊胞と同程度の低エコーを呈する(→)．

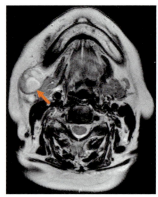

a． T2WI

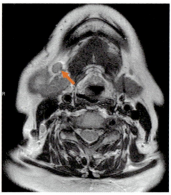

b． T2WI(より足側)

図 1-61　右下顎歯肉癌の右顎下リンパ節転移
右の顎下部の内部に囊胞変性を伴った転移リンパ節を認める(→)．また，その前方に内部は均一であるが，球形に近いリンパ節を認める．手術の結果，こちらも転移であった．

- MRIでは，**超常磁性体酸化鉄**を使ってリンパ節の評価を行う試みがヨーロッパを中心に行われていたが，今のところ上市されていない．
- PETはCTなどより，いくらか転移性病変の検出感度が高いようであるが，小さな転移では光らず，炎症やサルコイドーシスなどでも光るため，やはりリンパ節転移の診断は簡単ではない．

文献

1) Kalra MK, et al : CT radiation : key concepts for gentle and wise use. Radiographics 35 : 1706-1721, 2015
2) Pooler BD, et al : Extracolonic Findings at Screening CT Colonography : Prevalence, Benefits, Challenges, and Opportunities. AJR 209 : 94-102, 2017
3) 日本腎臓学会，日本医学放射線学会，日本循環器学会(編)：腎障害患者におけるヨード造影剤使用に関するガイドライン 2012．東京医学社，2012
4) NSFとガドリニウム造影剤使用に関する合同委員会(日本医学放射線学会・日本腎臓学会)：腎障害患者におけるガドリニウム造影剤使用に関するガイドライン．2009

第2章 脳神経

■ 脳血管障害

1. 脳血管障害が疑われたらまずCT
2. 急性期脳梗塞はCTでおおよそ診断可能だが，MRIではさらに情報量が多い
3. 高血圧性脳出血以外の脳出血ではさまざまな疾患の可能性を考えろ
4. くも膜下出血の診断は高吸収域を見つけるのではなく，左右差を見て脳槽や脳溝の低吸収域の消失を見つけろ
5. 少量あるいは亜急性期のくも膜下出血はCTで同定が難しいことがある
6. 悪性腫瘍に脳梗塞が合併することがある
7. 若年者の脳梗塞では奇異性脳塞栓やもやもや病なども考える
8. クリッピング後とステント留置後はCTA，コイル塞栓後はMRAで評価する

■ 頭部外傷

9. 頭蓋内血腫を見たら，血腫が硬膜外か，硬膜下か，脳内（＋くも膜下）かを鑑別する
10. 脳挫傷では撃側に起こる直撃損傷だけでなく，反対側に起こるcontrecoup injuryも忘れるな
11. 高齢者の頭部外傷は遅れて出血する
12. CTで所見がはっきりしないのに意識障害が遷延する場合は軸索損傷を疑う
13. 軽度の頭部外傷で安易にCTを施行すべきではない（特に小児）
14. 小児の頭部外傷では，虐待の可能性も考える

■ 腫瘍

15. 腫瘍性病変では，① 年齢，② 部位，③ 脳実質内か外かをまず押さえる
16. 小さな転移はMRIで造影しなければわからないことが多い
17. リング状の濃染を見たら，① 転移，② 膠芽腫，③ 膿瘍をまず考える
18. 造影される病変のすべてが脳腫瘍ではない（造影効果≠腫瘍）
19. 単発でも脳転移は否定できない，多発していても膠芽腫は否定できない
20. AIDS患者の脳腫瘤では，① トキソプラズマ症，② リンパ腫，③ 他の膿瘍を考える

■ 変性疾患，その他

21. 若年者で多発する白質病変を見たら，まず脱髄疾患を考えろ
22. 腫瘍のような脱髄疾患もある
23. 高齢者の脳室拡大では正常圧水頭症も忘れるな
24. 認知症の鑑別にはシンチグラフィが有効
25. 髄膜の増強効果は硬膜が優位の場合と軟髄膜が優位の場合がある
26. 鞍上槽の消失は危険なサイン（鉤ヘルニアを示唆）

脳は画像診断が最も力を発揮する臓器である．通常 CT や MRI が使われるが，一般的に情報量は MRI のほうが圧倒的に多い．しかし，急性期の脳血管障害や外傷などの救急では CT が有効である．

脳の MRI の撮像法には通常のルーチン検査(T1WI, T2WI, FLAIR, MRA など)以外に非常に多くの技術があるが，機器の性能や疑われる疾患でそれらの技術を使い分ける必要がある．

また，腫瘤性病変が疑われる場合には，造影検査が必要なことが多い．一方，変性疾患，代謝疾患などは稀であるが，MRI での所見はオーバーラップが多く，臨床所見や遺伝子検査などを合わせて最終診断をしなければならない．

脳血管障害

 脳血管障害が疑われたらまず CT

- 救急の脳血管障害でまず大事なことは**脳出血**か否かの判断である．それには **CT が最適**である(**CT first**).
- CT では，脳出血でも，くも膜下出血でも，脳出血は発症直後より高吸収として描出されるため(図 2-1)，診断は容易である．
- 次に，もし脳出血がみられたら，**高血圧性**かそれ以外の原因によるものかの鑑別が重要である(➡ 42 頁).
- 一方，非出血性の疾患であれば**急性期脳梗塞**かどうかが問題となるが，重篤な脳梗塞は CT でおおよそ診断可能である(➡ 次頁).
- MRI では血腫内ヘモグロビンの生化学的変化に影響され，経時的に信号強度が変化する(図 2-2, 3)．出血の検出には **T2*WI** や **SWI** が鋭敏であるが(➡ 50 頁)，CT のほうが簡便である．

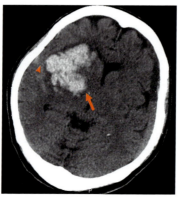

単純 CT

図 2-1　急性期の被殻出血およびくも膜下出血
右被殻に不整な高吸収域を認める(➡)．mass effect により右側脳室前角から体部は圧排されている．周囲にはわずかに浮腫による低吸収域を認める．右 Sylvius 裂内に少量のくも膜下への穿破を疑わせる高吸収域を認める(▶)．

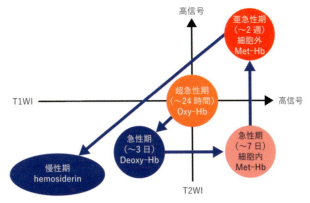

図 2-2　脳内血腫の MRI 信号の経時的変化
Oxy-Hb：オキシヘモグロビン，Deoxy-Hb：デオキシヘモグロビン，
Met-Hb：メトヘモグロビン，hemosiderin：ヘモジデリン

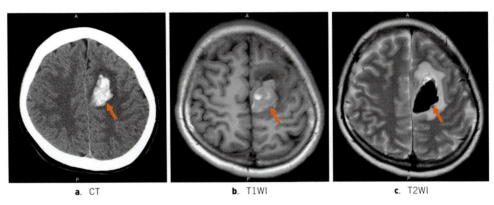

a. CT　　　b. T1WI　　　c. T2WI

図 2-3　脳動静脈奇形による脳出血
左前頭葉に血腫を認め（➡），周囲は浮腫によってやや低吸収である．血腫は T1WI（b）では軽度高信号，T2WI（c）で低信号であり，メトヘモグロビンと考えられる．

急性期脳梗塞は CT でおおよそ診断可能だが，MRI ではさらに情報量が多い

- "**Time is brain**" と言われるように，急性期脳梗塞の治療では，適応があればできるだけ早く**血栓溶解療法**や**機械的血栓回収療法**を施行することにより予後が大きく改善する．
- 治療開始が遅れるのであれば，追加の MRI を施行するべきではない．
- 発症 6 時間以内の超急性期の CT 所見として，脳実質の変化である **early CT sign**（皮髄境界消失，レンズ核・島皮質の不明瞭化，脳溝の消失）と **hyperdense MCA sign**（血管内血栓を示す中大脳動脈の高吸収）が知られ（図 2-4），血栓溶解療法の適応決定に用いることができる．しかし，淡い濃度変化であり，画質の担保された画像で WL/WW を調整して慎重に評価する必要がある．
- 小さな急性期梗塞巣は MRI のみで描出されるため，一部の脳卒中センターなどでは，急性期脳梗塞を疑ったら，はじめに MRI を撮影することもある（**MRI first**）．
- しかし，多くの施設では MRI の急性期での利用は困難である．CT 所見から，血栓溶解療法を行わないと判断し，時間的に余裕のある場合に，次の治療法選択を目的として MRI を撮影するのが，現実的な選択

であろう.

- MRI では，MRA による血管の評価（図 2-5），**diffusion-perfusion mismatch** の評価，**ASL** による灌流画像など情報量は多いが，CT と比較して簡便性に劣る点や，評価および撮像法の標準化が難しいという点から急性期の検査として普及しているとは言いがたい.

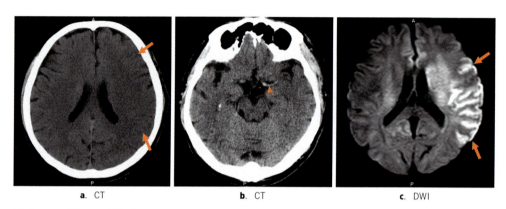

図 2-4　超急性期脳梗塞
左前頭葉-側頭葉，中大脳動脈支配領域の皮髄境界の不明瞭化を認める (early CT sign：**a** ➡)．左中大脳動脈近位側は高吸収である (hyperdense MCA sign：**b** ▶)．CT (**a, b**) における梗塞巣の吸収値の変化は比較的小さいのに比べ，DWI (**c**) では強い高信号を呈し，診断は容易である．

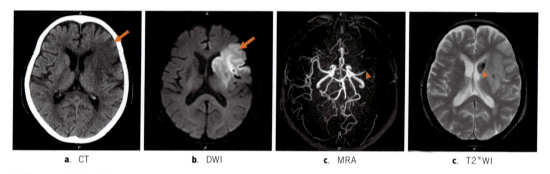

図 2-5　急性期脳梗塞
CT (**a**) では，左中大脳動脈領域に脳梗塞を認める (➡)．DWI (**b**) では高信号を呈している (➡)．MRA (**c**) では，左中大脳動脈の閉塞を認め (▶)，T2*WI (**d**) では出血の合併も明らかである (▶)．

 ## 鉄則 3　高血圧性脳出血以外の脳出血ではさまざまな疾患の可能性を考えろ

- 高血圧がないか，出血部位が非定型的な場合は**非高血圧性脳出血**を考える．
- 原因には，**血管腫，動静脈奇形**（図 2-6），**脳動脈瘤，静脈洞血栓症**（図 2-7），**アミロイド血管症**（amyloid angiopathy），出血傾向，白血病，**原発性および転移性脳腫瘍**（図 2-8）などさまざまな疾患が挙げられる．これらの鑑別のために MRI を撮影する．
- 高齢化に伴って，非外傷性および非高血圧性の皮質下出血として，**アミロイド血管症**が近年注目されている（図 2-9）．

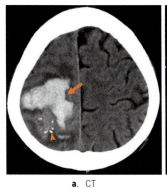 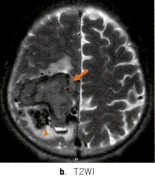 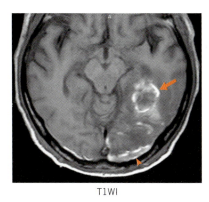

a. CT　　　　　　b. T2WI　　　　　　　　T1WI

図 2-6　脳動静脈奇形に伴う出血
CT（**a**）では，右頭頂葉に血腫を認め（➡），その背側に石灰化を認める（▶）．
T2WI（**b**）では，血腫（➡）の背側に血管構造がみられる（▶）．

図 2-7　静脈洞血栓症に伴う脳出血
左後頭葉に高信号の血腫を認める（➡）．左の静脈洞内に血栓も認める（▶）．

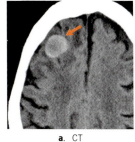 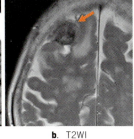 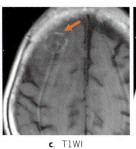 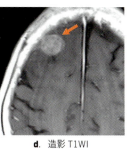

a. CT　　　　　b. T2WI　　　　　c. T1WI　　　　　d. 造影 T1WI

図 2-8　肺癌の転移内出血
CT（**a**）にて，右の前頭葉に高吸収を認め，T2WI（**b**）では低信号である（➡）．T1WI（**c**）では辺縁部のみ高信号であるが，造影後（**d**）に内部に増強効果を認める（➡）．

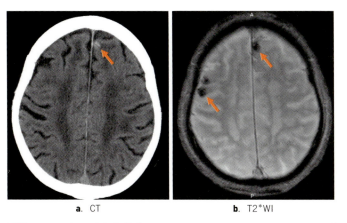

a. CT　　　　　　b. T2*WI

図 2-9　アミロイド血管症
CT（**a**）にて，脳表に高吸収を認める（➡）．T2*WI（**b**）では，低信号として認められる（➡）．

鉄則 4　くも膜下出血の診断は高吸収域を見つけるのではなく，左右差を見て脳槽や脳溝の低吸収域の消失を見つけろ

- くも膜下出血は単純 CT で**脳槽**，**Sylvius 裂**，**脳溝**に高吸収域を認める（図 2-10）．
- 出血量が少量の場合や時間が経っている場合は，CT で高吸収域が目立たないことがある．
- その場合でも，正常な脳槽や脳溝の脳脊髄液腔よりは濃度が上昇していることが多いため，左右差を見たり，他の脳脊髄液腔と見比べたりしながら出血の評価を行う（図 2-11）．

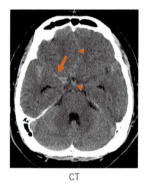
CT

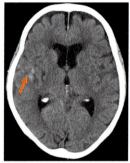
a. CT

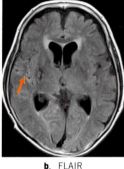
b. FLAIR

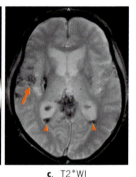
c. T2*WI

図 2-10　右内頸動脈瘤
右の大脳谷槽から Sylvius 裂にかけて高吸収域を認める（➡）．左にも軽度の高吸収域を認めるが，明らかに左右差がみられる．鞍上槽，前頭蓋底部にも出血を認める（▶）．

図 2-11　右 IC-PC 破裂動脈瘤
CT（**a**）にて，右の Sylvius 裂にかけて高吸収域を認める（➡）．左右差が明らかである．FLAIR（**b**）や T2*WI（**c**）でもくも膜下出血の診断が可能である（➡）．T2*WI（**c**）では脳室内の出血も描出されている（▶）．

 鉄則 5　少量あるいは亜急性期のくも膜下出血は CT で同定が難しいことがある

- CT は急性期のくも膜下出血の診断能は高いが，出血量が少なかったり，時間が経過したりした出血は，診断が困難である（図 2-12a）．
- MRI の **FLAIR** や **SWI** は出血に対して鋭敏であり，亜急性期以降も高信号が持続するため，CT より診断に有用である（図 2-12b）．
- 腰椎穿刺が必要なこともある．

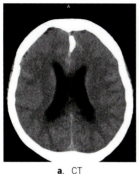
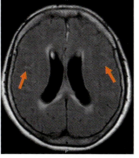

a. CT　　　　　　b. FLAIR

図 2-12　左 ICA 動脈瘤破裂
CT（**a**）では，くも膜下出血の検出はやや困難であるが，FLAIR（**b**）では，高信号として描出される（➡）．

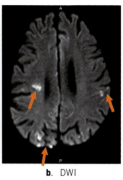

a. DWI　　　　　　b. DWI

図 2-13　食道癌術後の Trousseau 症候群
大脳半球皮質下や脳幹左側に多発性に高信号域を認め（➡），急性期の梗塞が疑われる．脳動脈の分布には合致しない．

鉄則 6　悪性腫瘍に脳梗塞が合併することがある

- 悪性腫瘍に伴って多発性の脳梗塞が起こることがある．多くは播種性血管内凝固症候群（disseminated intravascular coagulation；DIC）に併発した非細菌性血栓性心内膜炎による**心原性脳塞栓症**と考えられ，**Trousseau 症候群**と呼ばれる．
- 脳血管の支配領域と異なる分布の多発性の梗塞が多く，両側性にみられることもある．皮質性梗塞や穿通枝梗塞が混在したり，**分水嶺梗塞**も認める（**図 2-13**）．
- 膵癌，胃癌，肺癌，卵巣癌，乳癌など**ムチン産生腫瘍**が原因となることが多い．
- **D ダイマー活性**が上昇することが多く，診断の参考になる．

鉄則 7　若年者の脳梗塞では奇異性脳塞栓やもやもや病なども考える

- 高齢者の脳梗塞とは異なり，若年者では血液凝固異常症や血管奇形など多くの特殊な疾患が原因となる．

① 奇異性脳塞栓
- 卵円孔開存や肺動静脈瘻などの右左シャントを通って，深部静脈血栓などが左心系に流れ込み脳梗塞を生じる．

② 血液凝固異常症による脳梗塞
- **抗リン脂質抗体症候群**が最も多い．
- その他，アンチトロンビンⅢ欠乏症，プロテインＣ欠乏症，プロテインＳ欠乏症など．

③ もやもや病
- 出血や梗塞で発症することがある（**図 2-14**）．

④ 脳動脈解離
- 解離により血管が狭窄，閉塞し，脳梗塞となる例，くも膜下出血となる例，両方を併発する例がある．

⑤ 遺伝性疾患

- **CADASIL**（cerebral autosomal dominant arteriopathy with subcortical infarcts and leukoencephalopathy）（図 2-15）など．
- その他，ホルモン補充，血管炎など，さまざまな疾患も鑑別に挙がる．

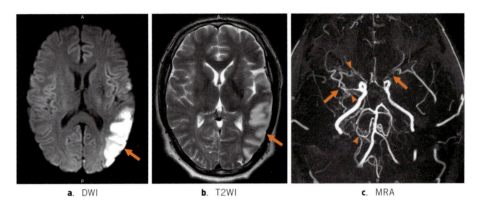

図 2-14　もやもや病に伴う急性期脳梗塞
DWI（**a**）および T2WI（**b**）にて左側頭葉-頭頂葉皮質に高信号を認める（➡）．MRA（**c**）では，左中大脳動脈は描出されず，右中大脳動脈は近位側には，径不整と狭窄があり，水平部遠位から末梢は描出されていない（➡）．両側基底核や右中大脳動脈周囲を中心に側副血行路（もやもや血管）を認める（▶）．

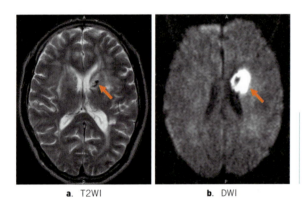

図 2-15　CADASIL に伴う若年性脳梗塞
T2WI（**a**）では，深部白質に多発性に虚血性変化を認め，左側基底核に出血を伴った低信号がみられる（➡）．DWI（**b**）では，低信号の周囲に高信号を認め（➡），急性期の出血性梗塞と考えられる．

鉄則 8　クリッピング後とステント留置後は CTA，コイル塞栓後は MRA で評価する

- クリップやステントは MRI で（図 2-16），コイルは CT でアーチファクトが顕著となり（図 2-17），評価が困難である．
- コイルのアーチファクトは CT の **金属アーチファクト低減技術** を用いても，現状では動脈瘤の再開通の評価は困難である．
- ステントアシストコイル塞栓術後は CTA・MRA のいずれも評価困難であるが，**ultra-short TE MRA** の有用性が報告されつつある．

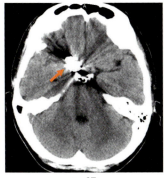 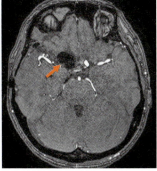 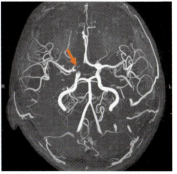

a. CT　　　　　　　　　　b. MRA 原画像　　　　　　　　c. MRA MIP 像

図 2-16　動脈瘤クリッピング
CT（**a**）では，右の大脳谷槽に線状のアーチファクトを伴う高吸収域を認める（→）．MRA（**b**，**c**）では，同部は信号の欠損としてみられ，血管の評価が困難である（→）．

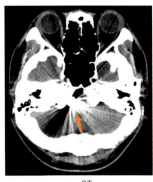 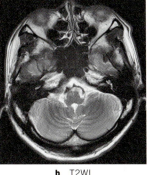

a. CT　　　　　　　　　　b. T2WI

図 2-17　右椎骨動脈解離に対しコイル塞栓後
CT（**a**）では，椎骨動脈のコイル塞栓部位はアーチファクトのため評価困難であるが（→），MRI（**b**）では，特に問題なく評価可能である．

頭部外傷

 鉄則9 頭蓋内血腫を見たら，血腫が硬膜外か，硬膜下か，脳内（＋くも膜下）かを鑑別する

- **頭蓋内血腫**では以後のマネジメントにおいて**硬膜外**か，**硬膜下**か，**脳内血腫**かの鑑別が重要である（**表2-1**）．硬膜は頭蓋骨に付着しているため，**硬膜外血腫**は限局しており（凸レンズ），骨折を合併することも多い（**図2-18**）．早期に治療すれば予後良好である．
- 一方，**硬膜下血腫**は脳表に広がり（**図2-19**），脳挫傷を合併していることも多い．重症のことが多く，予後不良である．
- 画像所見では硬膜外か硬膜下か判断が難しい例もある．

表 2-1　頭蓋内血腫の画像，臨床的な鑑別

	出血部位	破綻血管	頭蓋骨骨折との関係	意識障害	血腫の位置
急性硬膜外血腫	骨と硬膜間に出血	中硬膜動脈 板間静脈	あり	意識清明期あり	受傷側に多い
急性硬膜下血腫	硬膜とくも膜間に出血	脳表の動静脈 架橋静脈	なし	受傷直後から意識障害があり徐々に増悪	受傷側の対側に多い
脳内血腫	脳実質内に出血 骨 硬膜 くも膜	脳実質内血管		血腫増大に伴い増悪	

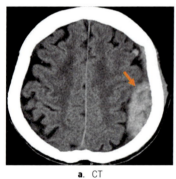

a. CT　　　b. CT 骨条件

図 2-18　急性硬膜外血腫および頭蓋骨骨折
左頭頂部に凸レンズ型の血腫を認める（→）．頭蓋骨の骨折を合併している（▶）．

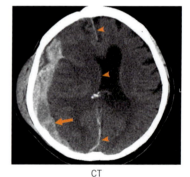

CT

図 2-19　急性硬膜下血腫
右の側頭頭頂部に，広範に広がる血腫を認める（→）．脳の腫脹を認め，midline shift も伴っている（▶）．皮下血腫も著明である．

鉄則 10　脳挫傷では撃側に起こる直撃損傷だけでなく，反対側に起こる contrecoup injury も忘れるな

- **脳挫傷**は頭部外傷で最も多い脳損傷で，脳回が頭蓋骨に衝突することで起こる．脳挫傷は頭蓋骨の隆起と接する前頭葉，側頭葉の脳表に多い．
- 外傷を受けた側の脳が局所的に障害を受ける一方で，外傷とは反対側の脳表面は広範囲にわたって障害を受ける（**contrecoup injury**）（図 2-20）．多くは血腫も合併する．
- 受傷直後の CT では，脳内血腫が認められないが，その後の CT で血腫が出現することがある（**遅発性外傷性脳内血腫**）．また，後に**高次脳機能障害**をきたすことがある．

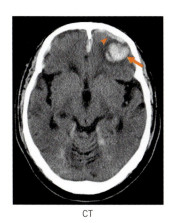

CT

図 2-20　脳内血腫およびくも膜下出血（後頭部打撲に伴う contrecoup injury）

後頭部打撲であるが，左の前頭葉に脳内血腫を認める（➡）．また，くも膜下出血も伴っている（▶）．

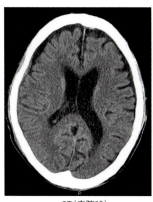 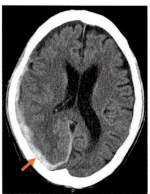

a．CT（来院時）　　　b．CT（16 時間後）

図 2-21　遅発性の急性硬膜下血腫

来院時（a）には明らかな出血はみられないが，16 時間後（b）には硬膜下血腫が明らかである（➡）．

 鉄則 11　高齢者の頭部外傷は遅れて出血する

- 高齢者ではびまん性脳損傷よりも局所性脳損傷が多い．
- 急性硬膜外血腫より**急性硬膜下血腫**や**脳内血腫**の頻度が高い．
- 抗凝固剤を使用している患者が多く，重症となることも多い．
- 脳萎縮のために，少量の血液貯留では症状が出現しないことがある．一方，**遅発性に出血が増大**したり（図 2-21），出血が持続し急変することもある．
- 来院時に会話が可能でも，経過観察中に急速な悪化をきたし死亡する **talk & deteriorate**（**talk & die**）に注意．

鉄則 12　CTで所見がはっきりしないのに意識障害が遷延する場合は軸索損傷を疑う

- **軸索損傷**は頭部の剪断変形に起因する脳白質に起こる障害（**shearing injury**）で，肉眼的にはほとんど異常がないが，病理学的に軸索の損傷や微小出血（30〜50％）がみられる．
- 出血を伴わない症例ではDWIが早期検出に有用で，**大脳皮髄境界や脳梁に高信号を示す**（図2-22）．
- 微小出血の診断には**T2*WI**や**SWI**が有用である（図2-23）．

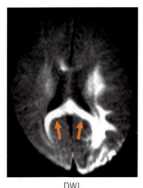

DWI

図2-22　軸索損傷
脳梁および脳梁膨大部に高信号域（→）を認める．

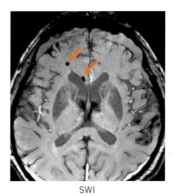

SWI

図2-23　軸索損傷
右頭頂葉の皮質下から深部白質に多発性に低信号（→）を認める．

 鉄則 13　軽度の頭部外傷で安易にCTを施行すべきではない（特に小児）

- わが国では軽微な頭部外傷でもCTが安易に行われている．**CT検査は小児の医療放射線被曝の主要因**であり，2014年度の1年間に，15歳未満の小児に対して合計55万件のCT検査が行われている．
- 小児の被曝は，以下の特徴がある．
  ① **放射線誘発性癌**に対し，小児は成人よりも2〜3倍脆弱である
  ② 平均余命が長く，小児期の放射線曝露に関連する発癌により寿命に影響を与える可能性がある
  ③ 放射線誘発性癌は長い潜伏期を有する
- 小児では特に適応の正当化と線量の最適化が重要であり，軽度の頭部外傷後にCT検査が必要かどうかは，**PECARN**と呼ばれる多施設共同研究から，図2-24のように提案されている[3]．

 鉄則 14　小児の頭部外傷では，虐待の可能性も考える

- 家庭内で一般的な生活をしているなかでの転落などの事故では，乳児に致死的な頭部外傷が起こるのは稀

であり，特に新生児～幼児，自分で訴えることができない子供では**虐待**の存在を考えるべきである．
- 虐待による頭部外傷は乳幼児期の外傷死における事由の第1位であり，外傷による後遺症発生率に比べて著しく死亡の割合が高い．
- 虐待でみられる変化で最も多いものは**硬膜下血腫**である（図 2-25）．その他，**脳挫傷**，**びまん性軸索損傷**，硬膜外血腫，浮腫やくも膜下出血，低酸素脳症などがみられる．
- このような疾患を描出するために，虐待が疑われた場合の画像検査は MRI を行うべきである[4]．また，網膜出血も重要な所見である．

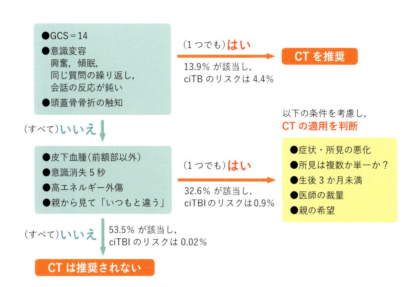

図 2-24 小児頭部外傷における CT の適応（PECARN）

ciTBI：治療を要する臨床的に重要な外傷性脳損傷

（Kuppermann N, et al：Identification of children at very low risk of clinically-important brain injuries after head trauma：a prospective cohort study. Lancet 374：1160-1170, 2009 より改変）

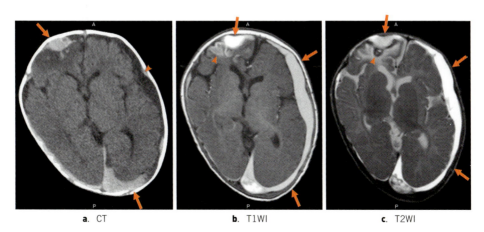

a. CT　　　b. T1WI　　　c. T2WI

図 2-25 shaken baby syndrome

CT（**a**）では，両側硬膜下血腫を認め（➡），左側には硬膜下液貯留を認める（▶）．MRI（**b**, **c**）では，左大脳半球に広範に広がる硬膜下血腫を認める（➡）．右の前頭葉には，出血を伴った脳挫傷もみられる（▶）．

腫瘍

 鉄則 15 腫瘍性病変では，①年齢，②部位，③脳実質内か外かをまず押さえる

- 脳腫瘍の組織型は，年齢と部位，頻度からおおよそ推定可能である．
- 腫瘍の鑑別にあたっては，脳実質内か実質外かの鑑別が重要である（図 2-26）．脳実質外腫瘍であれば，大部分は**髄膜腫**（図 2-27）や**神経鞘腫**である．
- 小児では神経膠腫，成人では髄膜腫が多い．

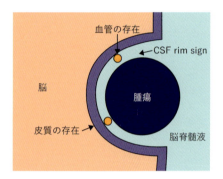

図 2-26　脳腫瘍の実質内，外の鑑別
腫瘍と正常脳の間に脳脊髄液，血管，皮質が存在する場合は脳実質外腫瘍を疑う．
（平井俊範：脳実質外腫瘍の画像診断．日獨医報 59：45-54, 2014 より）

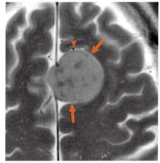 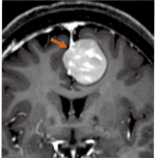

a. T2WI　　b. T1WI

図 2-27　髄膜腫
左の頭頂部に腫瘤を認める．腫瘍は脳溝を圧排し，腫瘍と脳の間に髄液によるスリット状の高信号（CSF rim sign）を認める（→）．一部血管もみられる（▶）．造影 T1WI（b）では左大脳鎌と付着し，dural tail sign がみられる（→）．

 鉄則 16 小さな転移は MRI で造影しなければわからないことが多い

- **脳転移**は肺癌などで頻度が高いが，腫瘍が小さい場合は単純 CT や非造影 MRI では検出困難である．単純 CT や非造影 MRI で転移がみられなくても，転移を否定したことにはならない．
- 特に微小転移の検出で，薄いスライスで撮像できる**三次元の造影 MRI** が有用である（図 2-28）．
- また，脳実質だけではなく，**髄膜への播種性転移**にも注意が必要である（図 2-29）．

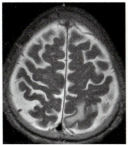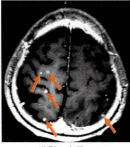

a. T2WI　　　b. 造影三次元 T1WI

図 2-28　脳転移と造影（肺癌）
T2WI（**a**）上，左頭頂葉に陳旧性梗塞巣がみられるが，転移巣の診断は困難である．造影三次元 T1WI（**b**）にて，多発性に小さな転移巣を認める（➡）．

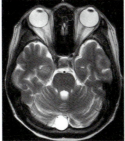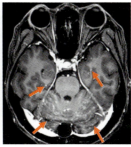

a. T2WI　　　b. 造影三次元 T1WI

図 2-29　肺癌の播種性脳転移
T2WI（**a**）では一見，著変がないようであるが，造影（**b**）すると小脳半球や大脳皮質の脳表に多発性に微小の播種性結節を認める（➡）．

鉄則 17　リング状の濃染を見たら，①転移，②膠芽腫，③膿瘍をまず考える

- 脳膿瘍では**リングの厚さが均一**であるのに対し，膠芽腫と転移性脳腫瘍では**不規則**，**辺縁不明瞭**であることが多い（図 2-30）．
- 一般に転移は多発し，皮髄境界に多いが，単発の転移では膠芽腫と鑑別困難なこともある（➡ 次頁）．
- 完成された膿瘍と腫瘍では DWI の高信号域に差がみられる．膿瘍で高信号の部分は主に内腔の cavity 内の液体であるが，腫瘍では主に辺縁部である（➡ 15 頁）．
- リング状の造影効果がみられるものとして，他には放射線などによる脳壊死や血腫も挙がる．また，**亜急性期の脳梗塞**もリング状に濃染することがあり，腫瘍との鑑別が問題となることがある（➡ 次頁）．

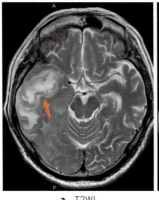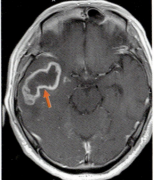

a. T2WI　　　b. 造影 T1WI

図 2-30　膠芽腫
T2WI（**a**）で，右側頭葉に不整な高信号域を認める（➡）．造影 T1WI（**b**）にて壁不整を伴ったリング状の増強効果を認める（➡）．

鉄則 18 造影される病変のすべてが脳腫瘍ではない（造影効果 ≠ 腫瘍）

- 造影検査は多くの場合，腫瘤性病変の検出を目的とするが，造影効果のメカニズムとしては腫瘍自体を見ているわけではなく，**BBBの破綻**を示している．
- 腫瘤性病変以外にもさまざまな疾患で造影効果を伴いうる．
- **脳炎**や**亜急性期の脳梗塞**（図2-31），**放射線壊死**，**脱髄**でも造影効果がみられる．脱髄では **open-ring sign** が特徴的といわれている（→ 57頁）．
- 逆に，造影されないからといって，腫瘍を否定できるわけではない．低悪性度の神経膠腫では造影効果が弱い．一般的に，増強効果の強いものや不整なものは悪性の神経膠腫が多い．

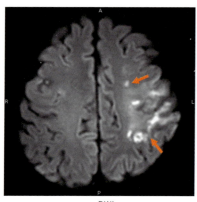
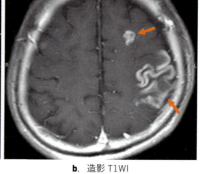

a. DWI **b.** 造影T1WI

図2-31 脳梗塞の造影効果（塞栓性脳梗塞 発症12日後）
DWI（**a**）で左頭頂葉に不整な高信号を認める（→）．造影T1WI（**b**）にて脳皮質に沿った造影効果を認める（→）．

鉄則 19 単発でも脳転移は否定できない，多発していても膠芽腫は否定できない

- **転移性腫瘍**は多くは多発すると考えられているが，初発の脳転移の60%は単発として見つかる．また，脳転移が疾患発見の契機となることもある（図2-32）．
- 一方，**膠芽腫**でT2WIの高信号域内に増強効果が多発することも稀ではない（図2-33）．また，T2WIで高信号が連続していない領域での多発（多中心性発育）は非常に稀である．
- 両者は画像上でも類似することが少なくなく，脳転移か膠芽腫かの鑑別は難しいことがある．また，リンパ腫なども鑑別に挙がる．

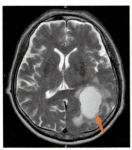 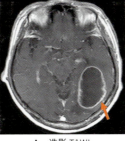 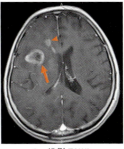

a. T2WI　　b. 造影 T1WI　　　　　　　　　　　　a. T2WI　　b. 造影 T1WI

図 2-32　脳腫瘍で発見された肺癌の単発脳転移
T2WI (**a**) で，左頭頂葉に高信号域を認める (➡)．造影 T1WI (**b**) にて軽度壁不整を伴ったリング状の増強効果を認める (➡)．

図 2-33　膠芽腫
右前頭葉から側頭葉にかけて，T2WI (**a**) にて不整な高信号を認め (➡)，造影 T1WI (**b**) にてリング状の後方増強効果がみられる (➡)．前方には，小さな結節性病変もみられる (▶)．

AIDS 患者の脳腫瘤では，① トキソプラズマ症，② リンパ腫，③ 他の膿瘍を考える

- **AIDS 患者**においては，中枢神経病変として HIV 感染そのものによる障害 (HIV-associated encephalitis = HIV 脳症) 以外に日和見感染症，リンパ腫などの悪性腫瘍などがみられる．
- 日和見感染症で最も多い疾患は**トキソプラズマ症**で，膿瘍を形成した場合は**リンパ腫**との鑑別が問題となる (図 2-34)．通常のリンパ腫と異なり，免疫低下している患者ではリング状増強効果を示すことが多い．
- そのほか，**クリプトコッカス症**や**結核**でも膿瘍を認めることがある．
- 一方，AIDS 患者で白質病変を見た場合は **HIV 脳症**や**進行性多発性白質脳症**を考える．

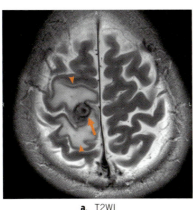 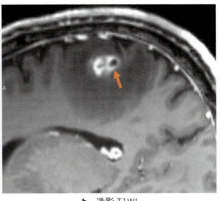

a. T2WI　　　　　　　　　　b. 造影 T1WI

図 2-34　AIDS に合併したトキソプラズマ性脳炎
右中心前回皮質～皮質下白質に辺縁低信号の腫瘤を認め (➡)，その周囲の白質に広範囲に浮腫性変化を認める (▶)．造影 T1WI (**b**) にて不整な増強効果を認める (➡)．

変性疾患，その他

鉄則 21　若年者で多発する白質病変を見たら，まず脱髄疾患を考えろ

- 白質にT2WIやFLAIRで高信号域を見た場合，虚血性変化やラクナ梗塞が多いが，若年者では**多発性硬化症**（multiple sclerosis；MS）（図2-35）や**急性散在性脳脊髄炎**（acute disseminated encephalomyelitis；ADEM）（図2-36）などの脱髄疾患を考える．
- 典型的なMSは髄質静脈に沿った細長い形態を呈する（図2-35）．急性期でもADCが低下することもある．
- その他，後天性に大脳白質を障害する疾患は多くあるが，**左右対称性の白質病変**を見たら，① **中毒**〔低酸素脳症（図2-37），CO中毒，トルエン中毒など〕や② **代謝，遺伝性疾患**（ライソゾーム病，ペルオキシソーム異常，ミトコンドリア異常，アミノ有機酸異常など）を考える．

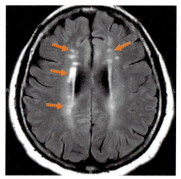

図 2-35　多発性硬化症
両側側脳室周囲白質に多発性に髄質静脈に沿った卵円形の病変を認める（→）．

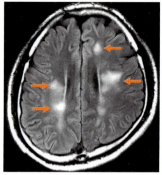

図 2-36　インフルエンザの予防接種後の急性散在性脳脊髄炎
脳室周囲に多発性に高信号域を認める（→）．

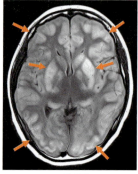
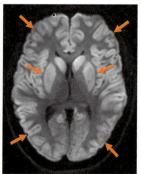

a. FLAIR　　**b**. DWI

図 2-37　低酸素脳症
FLAIR（**a**）では，両側視床や白質を除いて大脳皮質や基底核，白質に広範囲に高信号を認める（→）．DWI（**b**）では，大脳皮質および基底核で特に高信号である（→）．

鉄則22 腫瘍のような脱髄疾患もある

- 通常，MSなどの脱髄性疾患では，白質に多発する病変がみられるが，時に脳腫瘍のように腫瘤を形成し，mass effect がみられるものがあり，**tumefactive MS** と呼ばれる．
- 大きさのわりに浮腫や mass effect が軽いことが多い．
- 造影で，リング状増強効果を呈しうるが，そのリングは途切れる（**open-ring sign**）ことが多い（図2-38）．
- しかし，診断が難しく，生検後にはじめて診断されるものもある．

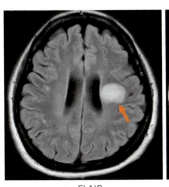
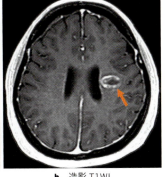

a. FLAIR　　b. 造影 T1WI

図 2-38　tumefactive MS
左前頭葉白質〜皮質下白質に FLAIR（**a**）で高信号（→），造影 T1WI（**b**）にて open-ring 状の増強効果を認める（→）．

 鉄則23 高齢者の脳室拡大では正常圧水頭症も忘れるな

- 高齢者では，生理的あるいは変性疾患に伴って脳の萎縮がみられ，側脳室も拡大してくる．**脳萎縮に伴う脳室拡大**と水頭症の鑑別は重要である．
- **特発性正常圧水頭症**では，側脳室や Sylvius 裂の開大のわりに高位**円蓋部**の脳溝が狭小化する（図2-39）．
- 一方，正常圧水頭症のような画像所見を呈していても臨床所見がみられないこともある．

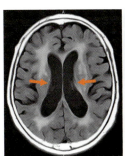
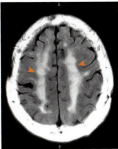
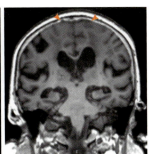

a. FLAIR　　b. FLAIR　　c. T1WI 冠状断

図 2-39　正常圧水頭症
脳室は拡大し（→），高位円蓋部の脳溝は狭小化している（▶）．

鉄則24 認知症の鑑別にはシンチグラフィが有効

- 認知症の原因としては頻度順に**アルツハイマー型認知症**(Alzheimer's disease；AD)(70%)，**脳血管認知症**(20%)，**レビー小体型認知症**(dementia with Lewy bodies；DLB)(5%)，**前頭側頭型認知症**(fronto-temporal dementia；FTD)(1%)が4大原因で，鑑別に**脳血流シンチグラフィ**の統計解析が有用である(図2-40).
- ADは脳血流シンチグラフィで頭頂葉〜側頭葉連合皮質の血流低下がみられる．病期の進行に伴い前頭連合野に進展する(図2-41)．また，アミロイド沈着を描出する**アミロイドPET**は他の変性疾患との鑑別に有用である．
- 脳血管認知症では一定の血流低下のパターンはみられないが，多発性に脳血管障害がみられる．ADとの合併も少なくない．
- DLBは ^{123}**I-MIBG心筋シンチグラフィ**において交感神経系機能が低下しているため，心臓への取り込みが低下する(図2-42)[†]．また，ドパミントランスポーターを画像化した**DaT scan**(^{123}I-ioflupan)で，線条体への取り込みが低下する(図2-43)[††]．
- FTDは脳血流SPECTで前頭葉および側頭葉の広範な集積低下がみられる．

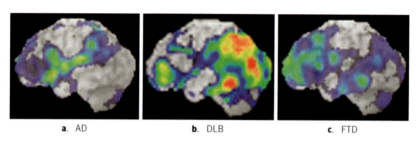

図2-40 脳血流シンチグラフィ
統計解析で脳血流低下部位が評価できる．AD：側頭，頭頂葉および後部帯状回．DLB：後頭葉．FTD：前頭葉，側頭葉

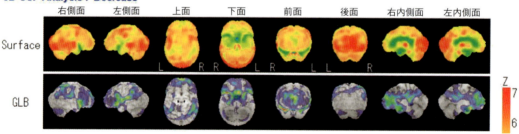

図2-41 アルツハイマー型認知症
^{123}I-IMP脳血流SPECTによる3D-SSP解析画像(血流低下部位が赤っぽい色となる)．両側性に後部位帯状回-楔前部(▶)，前頭葉(腹側，内側，底部)，頭頂葉連合野，側頭葉内側，基底核の血流低下を認める．surface：脳表．GLB：全脳の取りこみによって正規化したもの．

[†]：Parkinson病でも取り込みは低下する．
[††]：DLB以外にParkinson病，進行性核上性麻痺，多系統萎縮症，大脳皮質基底核変性症などでも低下する．

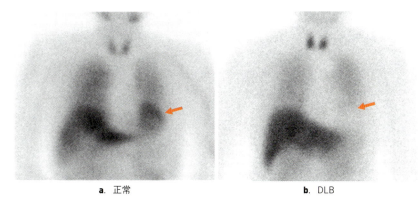

図 2-42 ^{123}I-MIBG 心筋シンチグラフィ後期相（3 時間後）
心臓への集積がみられる（➡）．DLB（**b**）では，交感神経機能の低下に伴って心臓への集積が低下している（➡）．

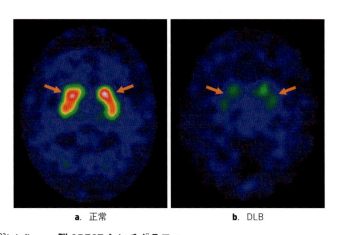

図 2-43 ^{123}I-ioflupan 脳 SPECT シンチグラフィ
正常では両側線条体の左右対称な三日月状集積がみられるが（**a**：➡），DLB などでは集積が低下する（**b**：➡）．

髄膜の増強効果は硬膜が優位の場合と軟髄膜が優位の場合がある

- **髄膜**は 3 枚の膜（**硬膜**，**くも膜**，**軟膜**）から構成され，軟膜とくも膜との間にはくも膜下腔が存在する．髄膜に増強効果がみられた場合は髄膜炎が疑われるが，**硬膜が優位**の場合と**軟髄膜（くも膜，軟膜）が優位**の場合に大別される（表 2-2）．
- 硬膜優位の疾患として**低髄圧**，**腫瘍性**（血行性転移が多い），**自己免疫性**（IgG4 関連疾患，サルコイドーシス）（図 2-44）や特発性肥厚性硬膜炎が挙がる．
- 軟髄膜優位の疾患は**感染**（細菌，結核など）（図 2-45），**癌性髄膜炎**が多い．

変性疾患，その他

表 2-2 硬膜優位と軟髄膜優位

	画像所見	
硬膜優位	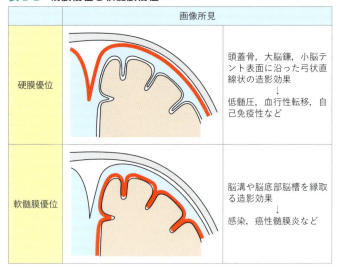	頭蓋骨，大脳鎌，小脳テント表面に沿った弓状直線状の造影効果 ↓ 低髄圧，血行性転移，自己免疫性など
軟髄膜優位		脳溝や脳底部脳槽を縁取る造影効果 ↓ 感染，癌性髄膜炎など

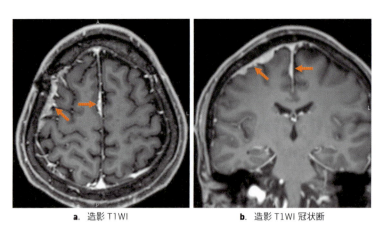

a. 造影 T1WI　　　　　b. 造影 T1WI 冠状断

図 2-44　硬膜優位の髄膜炎（神経サルコイドーシス）
硬膜優位に増強効果を認める．一部結節状の肥厚もみられる（➡）．

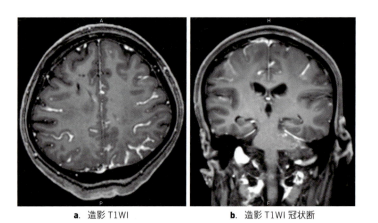

a. 造影 T1WI　　　　　b. 造影 T1WI 冠状断

図 2-45　軟髄膜優位の髄膜炎（結核性髄膜炎）
脳表に広範に造影効果を認める．

鉄則 26 鞍上槽の消失は危険なサイン（鉤ヘルニアを示唆）

- **鉤ヘルニア**では，側頭葉内側がテント切痕部の迂回槽やテント下に脱出し，脳幹や脳神経を圧迫し，動眼神経麻痺などの脳神経の麻痺や意識障害，呼吸障害，舌根沈下，除脳硬直などをきたす．
- 脳幹周囲の脳槽が消失する（図 2-46, 47）．重症例では鞍上槽も消失する．

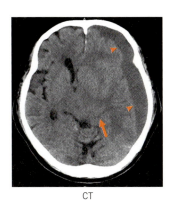

CT

図 2-46　急性硬膜下血腫に伴う鉤ヘルニア
左側頭部に急性硬膜下血腫を認める（➡）．脳は著明に腫大し，midline-shift および迂回槽の狭小化を認め（▶），脳ヘルニアが疑われる．

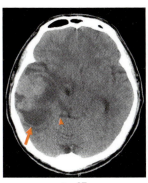 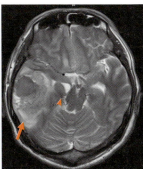 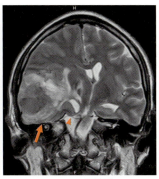

　　a．CT　　　　　　　　　　b．T2WI　　　　　　　　c．T2WI 冠状断

図 2-47　脳腫瘍に伴う鉤ヘルニア
左側頭葉に腫瘍（膠芽腫）を認め（➡），側頭葉内側がテント切痕部の迂回槽やテント下に脱出している（▶）．脳幹の圧迫が著明である．

文献

1) 日本医学放射線学会（編）：画像診断ガイドライン 2016 年版．金原出版，2016
2) 日本脳卒中学会脳卒中医療向上・社会保険委員会 rt-PA（アルテプラーゼ）静注療法指針改訂部会：rt-PA（アルテプラーゼ）静注療法適正治療指針第二版．2012．http://www.jsts.gr.jp/img/rt-PA02.pdf
3) Kuppermann N, et al : Identification of children at very low risk of clinically-important brain injuries after head trauma : a prospective cohort study. Lancet 374 : 1160-1170, 2009
4) 日本医学放射線学会（編）：画像診断ガイドライン 2016．pp100-101，金原出版，2016

第3章 頭頸部

鉄則

1. 頭頸部では，目的，部位でモダリティーを使い分けろ
2. 頭頸部腫瘍では，病変の検出や鑑別より，病期診断を重視せよ
3. 感音性難聴の精査ではMRIを考慮せよ
4. 頭頸部では間隙を意識する
5. 頸部リンパ節は大きさ，内部性状および辺縁性状を評価すべし
6. 成人にみられる囊胞性の頸部腫瘤では転移や結核も忘れるな
7. 唾液腺腫瘍では80%ルールを押さえろ
8. 眼窩疾患では，周囲（副鼻腔や海綿静脈洞）や全身も見ろ
9. 甲状腺腫瘍の良悪性の鑑別は画像に頼らない
10. 頭蓋骨や顔面骨骨折の評価には骨条件の薄いスライス厚のMPRやVRが有用だ

頭頸部の画像診断は複雑な解剖を理解することが第一歩である．微小な構造が多く，高いレベルの画像が要求される．特に舌や耳下腺，喉頭などの臓器以外にも，筋間のコンパートメントや神経の走行を理解することが必要である．

　耳鼻科や歯科的な診察で病変自体は直視可能なことも多く，画像診断に求められるのは病変の広がりや，病期診断であることが多い．IgG4関連疾患やサルコイドーシスなどの全身の系統疾患の部分症として頭頸部に所見を認めることもあるので，注意が必要である．

鉄則 1　頭頸部では，目的，部位でモダリティーを使い分けろ

- 一般に外傷などで骨折が疑われる場合や異物（**魚骨**）（図 3-1）などによる化膿性病変が疑われる場合は CT を行うべきである．副鼻腔の手術前や側頭骨の評価，咽頭の炎症性疾患にも CT が有用である．
- 一方，口腔領域においては，CT では歯科治療による**金属アーチファクト**が妨げになるが，MRI ではほとんど問題にならない（図 3-2）．

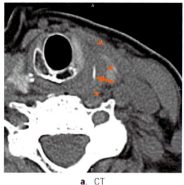
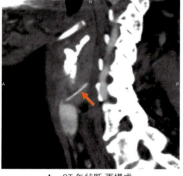

a．CT　　　　　　　　　　　b．CT 矢状断 再構成

図 3-1　魚骨および周囲膿瘍形成
気管左側に魚骨を認め（→），周囲に軟部影を認める（▶）．

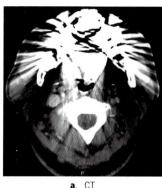
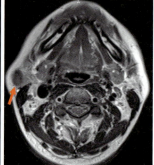

a．CT　　　　　　　　　　　b．T2WI

図 3-2　口腔領域の CT および MRI
口腔領域においては，CT（a）では歯科治療による金属アーチファクトが妨げになるが，MRI ではほとんど問題とならない．T2WI（b）で右耳下腺に腫瘤を認める（→）．

- 一般に舌骨より上の頸部腫瘍性病変は MRI，舌骨より下の病変は CT が有利であるが，それぞれ相補的役割があり，両者間の優劣に関してコンセンサスはない．
- 甲状腺の評価に関しては超音波が最も優れており，first choice の検査法である．CT や MRI の付加的情報は限られている（➡ 72 頁）．
- FDG-PET は頭頸部扁平上皮癌や悪性リンパ腫の評価に有用である．

鉄則2 頭頸部腫瘍では，病変の検出や鑑別より，病期診断を重視せよ

- 頭頸部の悪性腫瘍は大部分が**扁平上皮癌**である．通常，原発巣については，耳鼻科的な観察，生検が可能である．画像診断の目的は局所進展およびリンパ節転移の評価などの**病期診断**である．
- 各部位の病期診断においては次の点に注意する．
  - 上咽頭癌：頭蓋底への浸潤など（図 3-3）
  - 上顎癌：骨や眼窩，翼突窩，篩骨洞などの周囲組織への浸潤など（図 3-4）
  - 中咽頭癌：傍咽頭間隙，咽頭側方筋群への浸潤など
  - 舌癌：舌内，周囲組織への浸潤など
  - 口腔底，下顎歯肉癌：下顎骨への浸潤など
  - 上顎歯肉，硬口蓋癌：上顎骨や上顎洞への浸潤など
  - 喉頭癌：軟骨浸潤（図 3-5），声門下への進展，喉頭蓋前間隙や傍声帯間隙への浸潤など
  - 下咽頭癌：軟骨浸潤や周囲組織への浸潤など

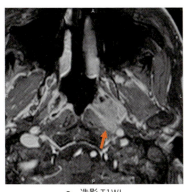
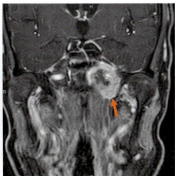
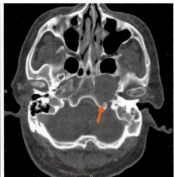

a．造影 T1WI　　b．造影 T1WI 冠状断　　c．CT 骨条件

図 3-3　上咽頭癌
上咽頭左側壁（Rosenmüller 窩）を主体に造影剤で増強される腫瘤性病変を認める（➡）．病変は中頭蓋底から頭蓋内へ進展している．頭蓋底部の骨欠損もみられる．

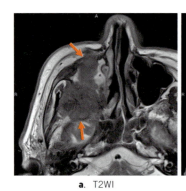

a. T2WI　　　　　　　　　　b. CT

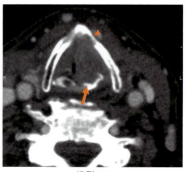

造影 CT

図 3-4　上顎癌
T2WI(**a**)では右上顎洞から前方および側頭下窩から翼口蓋窩へ進展する腫瘍を認める(➡)．CT(**b**)では上顎洞壁の破壊が明らかである(➡)．

図 3-5　喉頭癌
左声門部に腫瘍性病変を認め(➡)，甲状軟骨への浸潤もみられる(▶)．

鉄則3　感音性難聴の精査では MRI を考慮せよ

- **感音性難聴**の原因には **聴神経腫瘍**，**内耳奇形**，迷路炎，**側頭骨骨折**，**耳硬化症**，脳疾患(血管障害，多発性硬化症，脳腫瘍など)などが挙げられる．
- CT は内耳奇形，側頭骨骨折，耳硬化症などの診断に有用であるが，それ以外では MRI が優れ，特に聴神経腫瘍の診断および除外において重要な役割を果たす(図 3-6)．

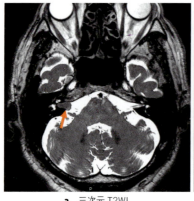
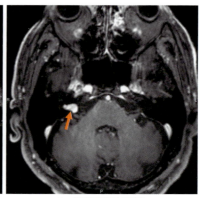

a. 三次元 T2WI　　　　　　　　b. 造影三次元 T1WI

図 3-6　聴神経腫瘍
右の内耳道内に限局した腫瘍(➡)を認める．造影(**b**)にて強く増強されている．

鉄則 4 頭頸部では間隙を意識する

- 咽頭腔周囲は筋膜などによって図のようなコンパートメントに分けられ，病変の発生や広がりを推測するのに有用である（図 3-7）．
- **深頸部膿瘍**は口腔および扁桃周囲膿瘍などが間隙に波及したもので，しばしば他の頸部間隙にも炎症が及ぶ（図 3-8）．
- **危険間隙**は咽後膿瘍の縦隔内への進展路である．
- 頸部の神経原性腫瘍の多くは**頸動脈間隙**に発生する（図 3-9）．
- 癌の進展の評価にも間隙を意識することは重要で，中咽頭癌では**傍咽頭間隙**，口腔癌では**舌下間隙**などを意識する．

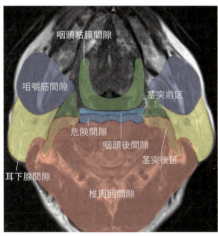
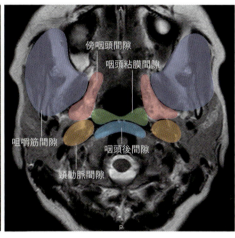

図 3-7　咽頭周囲の間隙

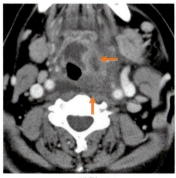

a．造影 CT

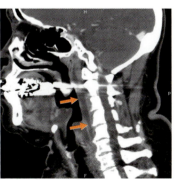

b．造影 CT 矢状断

図 3-8　喉頭蓋炎に伴う傍咽頭膿瘍
左傍咽頭間隙から頸動脈間隙，咽頭後間隙に，広汎に広がる膿瘍を認める（➡）．矢状断（b）では危険間隙を介して縦隔に広がっている（➡）．

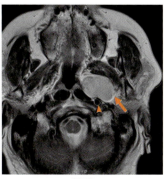

T2WI

図 3-9　頸動脈間隙から発生した神経鞘腫
T2WI にて左頸動脈間隙に高信号の腫瘤性病変を認める（➡）．頸動脈などは後方へ圧排されている（▶）．

鉄則 5　頸部リンパ節は大きさ，内部性状および辺縁性状を評価すべし

- **頸部リンパ節腫大**は頭頸部の癌の転移のほか，**悪性リンパ腫**，**結核**，**サルコイドーシス**，感染症（**猫ひっかき病**など）などの多くの疾患でみられるが，一番問題になるのは良悪性の評価である．
- 一般的に扁平なものは**反応性リンパ節腫大**のことが多く（図 3-10），球形のものは悪性のリンパ節であることが多い（図 3-11）（→ 37 頁）．また，炎症性のリンパ節炎では，腫大とともに圧痛がみられることが多い．
- 大きさは最大径で上内深頸リンパ節，顎下リンパ節で 15 mm（他は 10 mm），短径で 10 mm（上内深頸リンパ節は 11 mm）以下を良性とするものが一般的である．
- また，**内部に壊死や被膜外浸潤を伴うリンパ節**は転移の可能性が高い（図 3-11, 12）．しかし，化膿性，結核性や猫ひっかき病などのリンパ節炎でも内部に壊死を認めることがある．
- 一方，リンパ腫では均一な腫大が多く，超音波では，血管とほぼ同程度の低エコーとなる（図 3-13）．

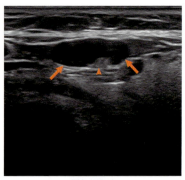

頸部超音波

図 3-10　反応性の顎下リンパ節腫大
扁平で内部は均一（→）．リンパ門も観察される（▶）．

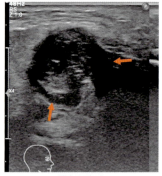

頸部超音波

図 3-11　口腔底癌からの顎下リンパ節転移
球形で内部は壊死のため不整である（→）．

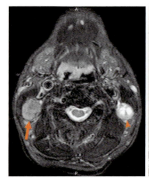

a．STIR

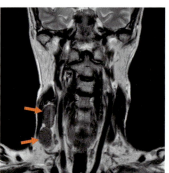

b．T2WI 冠状断

図 3-12　中咽頭癌の両側頸部リンパ節転移
両側深頸部にリンパ節腫大を認める（→）．左のリンパ節は壊死のため高信号を呈している（▶）．

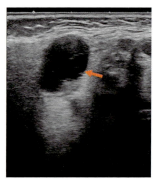

頸部超音波

図 3-13　悪性リンパ腫
右耳下部に，13×16 mm の類円形のリンパ節を認める．内部は血管とほぼ同程度の低エコーである（→）．

- 造影CTとMRIでは，ほぼ同程度の診断能を有すると考えられている．またFDG-PETは高い診断能を有するが，臨床的にリンパ節腫大を認めないmicroscopicな転移の検出能は低い．
- 頸部リンパ節腫大と鑑別すべき疾患として，**耳下腺・顎下腺腫瘍**，**神経鞘腫**，**頸部囊胞性疾患**などがある．

鉄則6 成人にみられる囊胞性の頸部腫瘤では転移や結核も忘れるな

- 成人でみられる頸部囊胞性腫瘤は，発生部位からおおよそ診断可能である（図3-14）．
- 高頻度にみられるのは先天性の囊胞である**正中頸囊胞**（**甲状舌管囊胞**）と**側頸囊胞**（**鰓裂囊胞**）である（図3-15）．その他，**囊胞状リンパ管腫**や**後天性囊胞**（**貯留囊胞**，**がま腫**）などもみられる（図3-16）．
- これらの良性疾患以外に，囊胞性であっても頭頸部癌からの**リンパ節転移**，**結核**，**頸部腫瘍の囊胞変性**なども忘れてはならない（図3-17）．

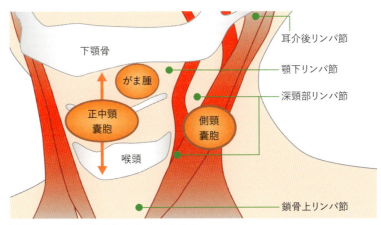

図 3-14　頸部囊胞性病変の発生部位

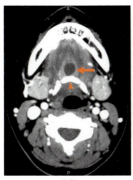

a. 造影CT　　b. 造影CT矢状断

図 3-15　正中頸囊胞
舌骨（▶）の腹側に囊胞性病変を認める（→）．囊胞壁は肥厚し増強効果を認め，感染の合併が疑われる．

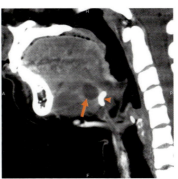

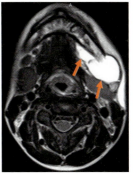

T2WI

図 3-16　がま腫
顎下間隙から舌下間隙に高信号の囊胞性病変を認める（→）．

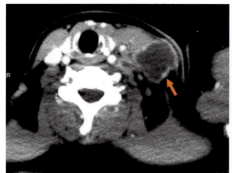
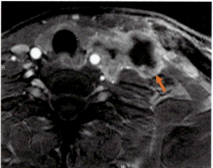

a. 造影 CT　　　　　　　　　　　　b. 造影後脂肪抑制 T1WI

図 3-17　結核性リンパ節炎
左鼠径部に囊胞性病変を認める（➡）．囊胞壁はやや不整である．

鉄則7　唾液腺腫瘍では 80% ルールを押さえろ

- 全唾液腺腫瘍の 80% は**耳下腺腫瘍**である．その 80% は良性腫瘍である（顎下腺は 60% が良性）．
- 耳下腺の良性腫瘍の 80% は**多形腺腫**である（図 3-18）．また，耳下腺腫瘍の 80% は浅葉発生である．
- 両側性の唾液腺腫大を認めた場合は **Sjögren 症候群**，**サルコイドーシス**や **IgG4 関連疾患**を考える（図 3-19）．

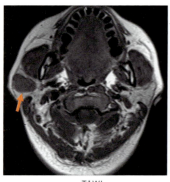
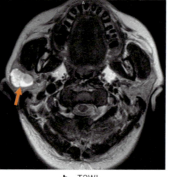
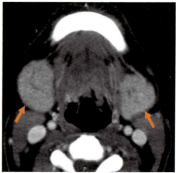

a. T1WI　　　　　　　　　　　　b. T2WI　　　　　　　　　　　　造影 CT

図 3-18　多形腺腫
右耳下腺浅葉下極に境界明瞭な分葉状の腫瘤を認める（➡）．T1WI（a）では低信号，T2WI（b）では著明な高信号で隔壁様の構造もみられる．

図 3-19　IgG4 関連両側顎下腺炎（Mikulicz 病）
両側顎下腺が均一に腫大している（➡）．

鉄則8　眼窩疾患では，周囲（副鼻腔や海綿静脈洞）や全身も見ろ

- 眼窩内に腫瘤や軟部影を認める場合はさまざまな疾患が鑑別に挙がる．
- 副鼻腔由来の**粘液瘤**によって眼球突出がみられることがある（図 3-20）．
- **眼窩蜂巣炎**は副鼻腔や口腔，涙腺や眼瞼からの炎症波及が多い．

- **頸動脈海綿静脈洞瘻**では，眼球突出や拡張した上眼静脈を認める．
- また，甲状腺疾患や **IgG4関連疾患**，リンパ腫など全身に関連した疾患も多い．
- **甲状腺眼症**は両側の外眼筋腫大，眼窩脂肪織増生を認める（図3-21）．
- 一方，**炎症性偽腫瘍**や **IgG4関連疾患**，**サルコイドーシス**などでは涙腺腫大をはじめ，筋円錐内外に病変を認める．両側性のことも多い（図3-22）．
- また，比較的稀であるが，腫瘍性疾患を認めることがある．

眼窩腫瘍性病変は発生場所から筋円錐内と筋円錐外に分けて考える[†]

- 筋円錐内で最も頻度が高い腫瘍は**海綿状血管腫**である．その他，**神経鞘腫**，**髄膜腫**，**視神経膠腫**もみられる．
- 筋円錐外では**類皮嚢胞**，**皮様嚢腫**，**リンパ増殖性疾患**，**横紋筋肉腫**（小児）が鑑別に挙がる．

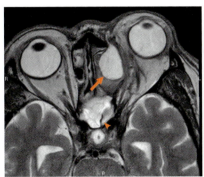
a. T2WI

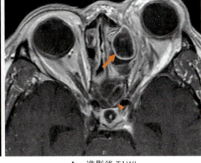
b. 造影後 T1WI

図 3-20　粘液瘤に伴う眼球突出
T2WI（**a**）にて高信号，造影後 T1WI（**b**）にて辺縁部が増強される左の篩骨洞から眼窩内に突出する囊胞性病変を認める（→）．篩骨洞にも液体貯留がみられる（▶）．

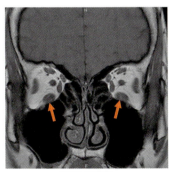
T1WI 冠状断

図 3-21　甲状腺眼症
眼窩脂肪織の増生および左右の下直筋の腫大を認める（→）．

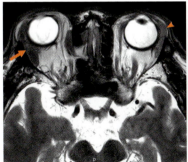
a. T2WI

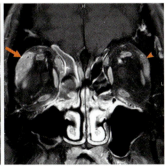
b. 造影後脂肪抑制 T1WI 冠状断

図 3-22　IgG4 関連疾患
右涙腺は腫大し，比較的低信号である．造影後脂肪抑制 T1WI 冠状断（**b**）にて良好に増強されている（→）．左涙腺にも軽度の腫大がみられる（▶）．

[†]：筋円錐：眼窩内の上直筋，外直筋，下直筋，内直筋の四直筋で形成される円錐形の構造物．内部に視神経や眼窩内脂肪織を入れる．

鉄則 9　甲状腺腫瘍の良悪性の鑑別は画像に頼らない

- **甲状腺腫瘍**のCTやMRIでの鑑別は基本的に難しく，病変の検出においても超音波に劣るため，あえて検査を行う価値は通常ない[†]．超音波でも確定診断は困難で，悪性腫瘍が疑われる場合は生検を行う（図3-23）．
- **乳頭癌**は甲状腺癌で最も頻度が高い癌で，わが国では約90％を占める．**砂粒状石灰化**などの特徴的所見を示し，穿刺吸引細胞診にて比較的容易に診断できる．しかし，原発巣が比較的小さくても発見時に肺転移をきたしていることがあり，要注意（図3-24）（転移があっても必ずしも予後が悪いわけではない）．
- 乳頭癌は進行が非常に緩徐であるため，最大径が1cm以下の微小癌については，リンパ節転移や遠隔転移が画像上明らかでなく，かつ気管や反回神経近傍に癌が位置していなければ，超音波による半年ごとの経過観察でもよいと考えられている．

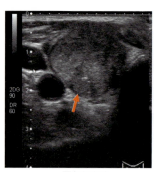
a. 頸部超音波

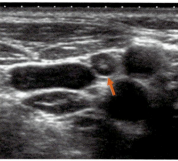
b. 頸部超音波

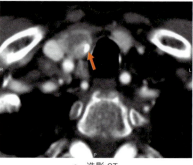
c. 造影CT

図 3-23　甲状腺癌および頸部リンパ節転移
甲状腺右葉の下極に内部が不整な高エコーの腫瘍を認める（→）．頸部リンパ節は球形に腫大し，内部高エコーで転移が疑われる（→）．造影CT（c）では腫瘍は低吸収を呈し，一部石灰化もみられる

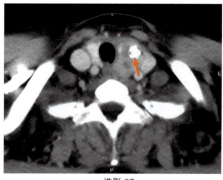
a. 造影CT

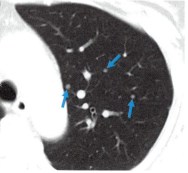
b. CT肺野条件

図 3-24　甲状腺癌および肺転移
甲状腺左葉に石灰化を伴った腫瘍を認める（→）．肺には多発転移もみられる（→）．

[†]：甲状腺未分化癌は早期に周囲への浸潤，遠隔転移がみられるので，CTでの評価が必要である．

鉄則 10 頭蓋骨や顔面骨骨折の評価には骨条件の薄いスライス厚の MPR や VR が有用だ

- 顔面の外傷では通常スライス厚の横断像のみでは同定できない微小な骨折も少なくない．薄いスライス厚で再構成を行い，MPR や VR で観察すると通常の横断面では認識困難であった骨折が見つかることがある（図 3-25）．
- 眼窩の**吹き抜け骨折**においても，脱出の状況は冠状断の **MPR** での評価が容易である（図 3-26）．
- また，眼窩の骨折では**視束管骨折**も臨床的に重要であり，MPR も合わせて評価する．

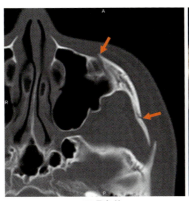　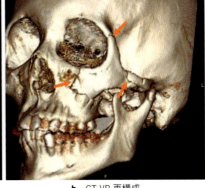

　　　a. CT 骨条件　　　　　　　　　　　b. CT VR 再構成

図 3-25　顔面骨骨折（三脚骨折）
左眼窩外側壁，左上顎洞前壁，左頬骨弓に骨折を認める．

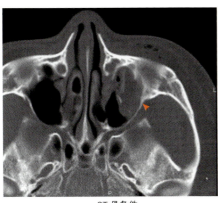　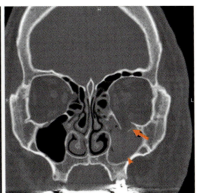

　　　a. CT 骨条件　　　　　　　　　　　b. CT 骨条件 冠状断

図 3-26　左眼窩吹き抜け骨折
左眼窩下壁に骨折を認め，骨片が上顎洞側へ偏位している（➡）．左上顎洞底部にも骨片と思われる高吸収の構造を認める（▶）．

第4章 胸部

■検査

1. 胸部単純X線は見落としやすい部位を重点的に見る
2. いつも決まった順番で読影する習慣を身につけよう
3. 肺CTは特異性なしと留意せよ

■びまん性病変

4. びまん性粒状影は粒の分布によって小葉中心性，汎小葉性，リンパ行性，ランダムに分けて考える
5. すりガラス影は間質性病変と肺胞性病変のいずれでもみられる
6. 呼吸苦のあるすりガラス影を見たら，急性好酸球性肺炎，過敏性肺臓炎，薬剤性肺障害，びまん性肺炎を考える
7. consolidationは感染症が多いが，器質化肺炎，好酸球性肺炎，肺癌でもみられる
8. 網状影，蜂窩肺は間質性変化を考える
9. 有名な胸部CTのサインを押さえる
10. 免疫抑制患者の肺炎では単純X線が正常のことも少なくない
11. 結核の画像は多彩—肺炎や結節を見たら，ゆめゆめ結核を忘れるな
12. 中枢性の気管支拡張と粘液栓を見たらABPAを考える
13. 肺の多発嚢胞を見たら，① LAM，② LCHを考える

■腫瘤性病変

14. 肺の末梢の結節影は診断が難しい—経過観察，CT下の生検が必要だ
15. 肺末梢の境界明瞭な微小結節や粗大石灰化のある結節は大多数が良性である
16. 肺癌に見えても良性病変の場合がある—特にクリプトコッカス
17. 肺の限局性のすりガラス影は早期の肺癌の場合もあり，要フォロー
18. 肺癌にはさまざまなvariationあり
19. 空洞を有する肺結節を見たら，肺癌，結核，真菌を除外せよ

■縦隔・胸膜

20. 縦隔の対側，同側横隔膜の下方への偏位を伴う気胸を見たら，緊張性気胸を考えろ
21. 胸膜の多発病変を見たらアスベスト肺，結核，転移，中皮腫を考えろ
22. 片側性の胸水を見たら胸膜炎，腫瘍，腹腔内病変（炎症波及，膵炎，肝硬変など）も疑え
23. 慢性膿胸では出血が持続することがある—悪性腫瘍の出現にも注意
24. 縦隔腫瘍は側面像での位置でおおよそ診断の見当がつく
25. 胸腺腫を見たら，胸膜播種にも気をつけろ
26. 小児期より繰り返す下葉の肺炎を見たら，肺分画症を考えろ

胸部単純X線は読影が難しく，感度も特異度も不良であるが，簡便で被曝量も少ないため，いまだに臨床的有用性は高い．CT は感度が高く，多くの情報が得られるが，非特異的所見を呈することも多い．肺炎が疑われる例では単純X線で十分であり，通常，CT は不要である．小さな結節性病変では，診断確定のために CT 下生検が必要なことも多い．一方，びまん性疾患の評価には HRCT を分析する必要があるが，疾患特異性は高くない．CT での被曝量は相当に多く，漫然と繰り返し撮像することは厳に慎むべきである．

検査

鉄則 1　胸部単純X線は見落としやすい部位を重点的に見る

- 単純X線は日常診療のなかで最も利用され，かつ病変発見の最初の関門とも言える検査である．特に存在診断に関して大きな役割を担っているが，盲点も多い．
- 読影にあたっては，特に見落としやすい部位（**肺尖部，肺門，横隔膜下，縦隔，骨などに重なり合う部位**）を重点的にチェックしよう（**図 4-1**）．
- **肺野**は常に**左右差**を比較する．
- **肺門**は多数の血管や気管支が交錯するため読影しづらい部位である．肺動脈や気管支など個々の構成物の走行を追いながら，正常構造物で説明可能かどうかを評価する．
- 小さな病変のみならず，境界が不明瞭な病変や濃度の低い病変の診断感度はかなり低い．しかし，検査効率（特に検査前確率が低い場合）や被曝の観点から，何から何まで CT を撮るのは誤りである．

鉄則 2　いつも決まった順番で読影する習慣を身につけよう

- 胸部単純X線の読影では，読影開始直後に異常所見に飛びつき，はじめに見つけた所見に目を奪われすぎることのないよう，**系統的な読影**が勧められる．
- 筆者は難しく考えずに次のような順序で読影し，あまり時間をかけずに 2〜3 分で完了している．
- 以下の 3 つをまずチェック（「〜かく」で覚えやすい）．
  - ①-A　**胸郭**：軟部組織，骨，腹部など
  - ①-B　**横隔**：左右の高さ，引きつれ，cost-phrenic angle など
  - ①-C　**縦隔**：気管，縦隔線，右 1，2 弓，左 1，2，3，4 弓など
- 次に以下をチェックする．
  - ②　**肺門**：左右の高さ，大きさ，左右の濃度差
  - ③　**肺野**：頭側より左右を比較しながら，特に見落としやすい部位に注意して
- キモは**辺縁から中心へ，サイドディッシュからメインディッシュへ**である．
- また，**過去画像（できれば数年前）との比較**は最も強力な武器である．

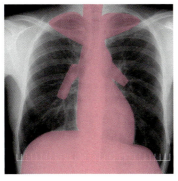

図 4-1 胸部単純X線のチェックポイント

胸部単純X線は特に見落としやすい部位〔肺尖部，肺門，横隔膜下，縦隔，骨などに重なり合う部位（ピンクの部分）〕を重点的にチェックしよう．

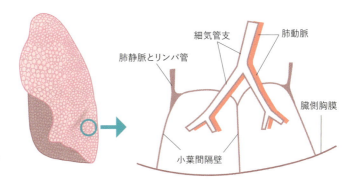

図 4-2 肺構造のマクロからサブミクロ

二次小葉は肺の構造の最小単位で，終末細気管支を中心として小葉間隔壁によって囲まれたスペースである．細気管支に平行して肺動脈が走行する．小葉間隔壁や胸膜下間質，気管支肺動脈周囲間質にはリンパ管が存在し，広義の間質と呼ばれる．

肺CTは特異性なしと留意せよ

- 肺の病変は分布のパターンから，① **限局性陰影**，② **びまん性陰影**，③ **結節・腫瘤影**に分けられる．同じような所見を呈していても，感染，非感染（アレルギー，薬剤など），腫瘍など多彩な疾患が鑑別に挙がる．
- CT所見から鑑別を挙げることはできるが，**基本的にCTのみによる最終診断は困難**であって，臨床所見や検査データなどを総合して診断すべきである．場合によっては生検が必要である．

二次小葉

- 画像パターンの解析には肺末梢の**小葉間隔壁**で仕切られた**二次小葉**を理解する必要がある（図 4-2）．
- 二次小葉の中心に**血管気管支束**が位置する．また，リンパ管が存在する部位は**広義の間質**と呼ばれ，小葉間隔壁や胸膜下間質，気管支肺動脈周囲間質を指す．
- 肺静脈は小葉間隔壁を走行する．

押さえておくべきCT所見

- 限局性あるいはびまん性肺疾患のCT所見として次のものが重要である．
  - **びまん性粒状影**
  - **consolidation**（浸潤影）
  - **すりガラス影**
  - **網状影，蜂窩肺**

COLUMN

肺のHRCT

肺のHRCTは薄いスライスで撮像し，周波数の高い関数で再構成を行い，高い空間分解能を得る方法である．肺実質のサブマクロに迫る画像が得られ，特にびまん性肺疾患の診断に有用である．しかし，残念なことにCTでの画像は全く違った原因であっても類似の所見を呈することが多く，特異性は乏しい．

びまん性病変

 鉄則 4 びまん性粒状影は粒の分布によって小葉中心性，汎小葉性，リンパ行性，ランダムに分けて考える

- **びまん性粒状影**が肺の構造（二次小葉内）に対してどのように分布しているかで鑑別診断を進める．**小葉中心性**，**汎小葉性**，**リンパ行性**，**ランダム**に分けて考えることができる．
- 原因疾患は感染，免疫反応に伴う肉芽腫やアレルギー性疾患，腫瘍などであり，さまざまな疾患が類似の画像所見を呈しうる．
  ① 小葉中心性分布：経気道性病変で感染や細気管支炎，過敏性肺臓炎など（図 4-3）．tree-in-bud も小葉中心性の亜型である（➡ 84 頁）．
  ② リンパ行性分布：リンパ行性病変（癌性リンパ管症，サルコイドーシスなど）（図 4-4）
  ③ ランダムな分布：血行性病変（粟粒結核や血行性転移など）（図 4-5）

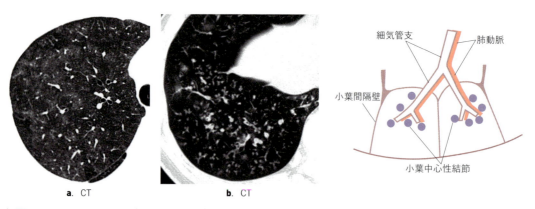

図 4-3　小葉中心性分布（経気道性病変）
a. 過敏性肺臓炎：小葉の中心に辺縁が淡い肉芽腫が多発している．
b. びまん性汎細気管支炎：小葉中心性の粒状影を認め，Y 字・V 字陰影がみられる．

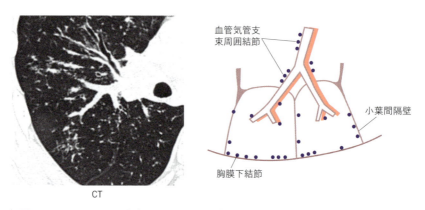

図 4-4　リンパ行性分布（リンパ行性病変）
サルコイドーシス：気管支血管束および胸膜に接して，結節影が多発している．

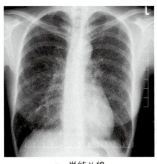
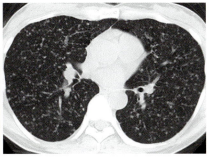
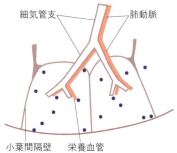

a. 単純X線　　　　　　　　　b. CT

図 4-5　ランダムな分布（血行性病変）
乳癌転移：両側の全肺野にびまん性に多発小粒状影を認める．粒状影は特に小葉とは関係なく，ランダムに分布する．

鉄則 5　すりガラス影は間質性病変と肺胞性病変のいずれでもみられる

- **すりガラス影**は，CTの **partial volume 効果**によって実質と空気が1つのピクセル内に存在する場合に，その平均値がCT値になることで生じる．
- 原因としては**肺胞隔壁が肥厚している場合**と**一部の肺胞内が液体で満たされた場合**がある（図 4-6）．
- 肺胞隔壁優位の疾患としては**過敏性肺臓炎**，**間質性肺炎**などがある（図 4-7）．肺胞内の液体は**肺炎**，**肺水腫**，**肺胞出血**，**肺胞蛋白症**などでみられる（多くの場合，肺胞隔壁の肥厚と肺胞内の液体貯留が合併している，図 4-8）．
- 肺胞内が完全に液体で充満されると陰影は濃厚となり，**consolidation**と呼ばれるようになる．
- また，早期の肺癌がすりガラス影を呈するのは，腫瘍が主に肺胞壁に沿って進展するためである（図 4-9）（→ 91 頁）．

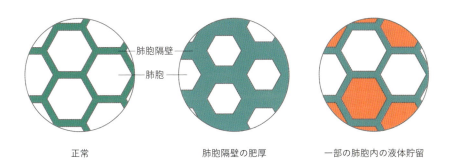

図 4-6　すりガラス影が生じる原因
すりガラス影は，肺胞隔壁が肥厚した場合と一部の肺胞内が液体で満たされた場合に大別される．

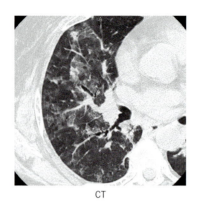
図 4-7 間質性肺炎（皮膚筋炎）
肺内に不整なすりガラス影が多発している．

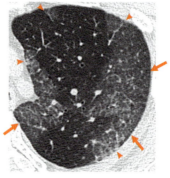
図 4-8 肺胞蛋白症
肺内に地図状に広がるすりガラス影を認める（→）．小葉間隔壁の肥厚も目立つ（▶）．

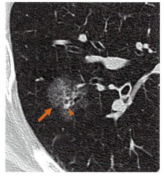
図 4-9 肺癌
限局性のすりガラス影を認める（→）．すりガラス影の内部に，末梢気管支の拡張もみられる（▶）．

鉄則6 呼吸苦のあるすりガラス影を見たら，急性好酸球性肺炎，過敏性肺臓炎，薬剤性肺障害，びまん性肺炎を考える

- **好酸球性肺炎**は高度の好酸球の集積を伴うアレルギー性の疾患で，急性（acute eosinophilic pneumonia；AEP）と慢性（chronic eosinophilic pneumonia；CEP）で臨床像と画像所見が全く異なる（表 4-1）．
- **急性好酸球性肺炎**は重篤な急性疾患であるが，ステロイドが著効し，予後良好である．画像所見は"心拡大のない肺水腫"と言われる（図 4-10）．
- **過敏性肺臓炎**ではすりガラス影に加えて，小葉中心性の不鮮明な結節をびまん性に認める（→ 78 頁）．
- **薬剤性肺障害**では病歴聴取が重要である．
- 免疫不全の患者（AIDS など）では，**ニューモシスチス肺炎**（図 4-11）を発症することもあるので，常にその可能性を考えておこう（→ 85 頁）．

表 4-1 急性好酸球性肺炎と慢性好酸球性肺炎の比較

	急性好酸球性肺炎	慢性好酸球性肺炎
基礎疾患	喫煙が契機	喘息
画像所見	・びまん性すりガラス影，consolidation ・小葉間隔壁，気管支血管束の肥厚 ・胸水	末梢優位の非区域性の consolidation（photographic negative of pulmonary edema）（図 4-14）
末梢血好酸球増加	なし	あり
BALF 好酸球	著明増加	増加

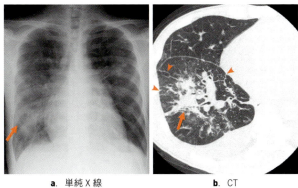

図 4-10 急性好酸球性肺炎
a. 右中下肺野に，すりガラス影および consolidation を認める（➡）．
b. 気管支血管周囲主体に高濃度の consolidation およびすりガラス影（➡），小葉間隔壁肥厚を認める（▶）．

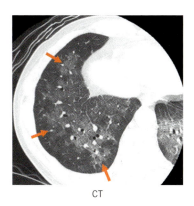

図 4-11 ニューモシスチス肺炎
肺内に広範なすりガラス影を認める（➡）．胸膜直下は比較的保たれている．

鉄則 7　consolidation は感染症が多いが，器質化肺炎，好酸球性肺炎，肺癌でもみられる

- **consolidation** は肺胞性病変が進行し，肺胞腔の空気がほぼ完全に液体や他の物質で置換された状態である．
- 限局性の濃度の高い，辺縁不明瞭な，癒合しやすい陰影で，血管の走行が確認できない．気管支内の空気による透亮像（**air bronchogram**）を伴うことが多い（図 4-12）．
- 臨床ではよく遭遇する所見で，頻度的には**細菌性肺炎**を中心とした肺炎が原因のことが多い．その他，非定型肺炎，抗酸菌性の感染症などでもみられる．
- また，非感染性の病態として**器質化肺炎**（**cryptogenic organizing pneumonia；COP**），**好酸球性肺炎**，放射線肺臓炎，一部の肺癌（特に**浸潤性粘液腺癌**など ➡ 91 頁）でもみられる．
- 一般に細菌性肺炎などでは細気管支から広がる炎症が小葉を埋め尽くすが，**小葉間隔壁**によって遮られるのに対し，間質性肺炎や器質化肺炎，好酸球性肺炎など間質を主体に広がる病変は小葉間隔壁は障壁にならない（非区域性の分布）ことを頭に入れておこう（図 4-13，14）．

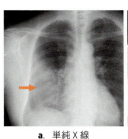
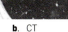

図 4-12 細菌性肺炎
a. 右の中下肺野に透過性低下を認める（➡）．
b. 右肺に，濃度の濃い consolidation を認める．周囲にはすりガラス影がみられる（➡）．内部に気管支の透亮像（air bronchogram）がみられる（▶）．

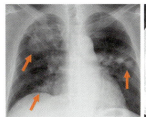
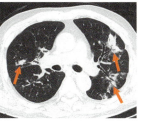

図 4-13 器質化肺炎
a. 肺内に多発性に淡い consolidation を認める（➡）．
b. 肺内に多発性に非区域性の consolidation を認める（➡）．

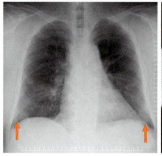
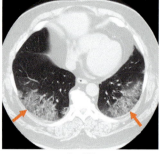

a. 単純X線　　　　　　　　　　　　**b.** CT

図 4-14　慢性好酸球性肺炎
a. 両側下肺野末梢にすりガラス状のconsolidationを認める（→）．
b. 両側下葉末梢優位に非区域性のすりガラス状のconsolidationを認める（→）．

鉄則8　網状影, 蜂窩肺は間質性変化を考える

- 肺胞隔壁の炎症, 線維化によって, すりガラス影や**網状影**がみられる（図4-15）．
- 肺の線維化によって気管支の牽引や拡張（**牽引性気管支拡張**）がみられることもある．
- **蜂窩肺**は不可逆的で, 肺線維化の終末像である（図4-16）．

特発性間質性肺炎は除外診断の後に診断する

- **特発性肺線維症**（**idiopathic pulmonary fibrosis；IPF**）は, 画像のみでは特発性かどうかは診断できず, まず膠原病や薬剤性, 職業性肺疾患などを除外する必要がある（図4-17）．
- 次に, **通常型間質性肺炎**（**usual interstitial pneumonia；UIP**）かどうかを診断する．典型的なUIP/IPFでは, 胸膜直下や肺底部優位の網状影, 牽引性気管支拡張, **蜂窩肺**が特徴的である（図4-16）．
- すりガラス影優位, 気管支血管束周囲優位の分布であれば**非特異性間質性肺炎**（**nonspecific interstitial pneumonia；NSIP**）を考える（図4-15）．
- **慢性過敏性肺臓炎**（**chronic hypersensitivity pneumonitis；chronic HP**）はIPF/UIPとCT所見が類似しており, 鑑別困難である．

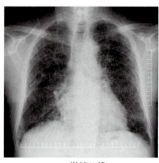
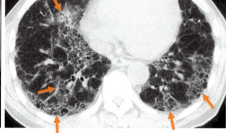

a. 単純X線　　　　　　　　　　　　**b.** CT

図 4-15　NSIPタイプの間質性肺炎
a. 両側肺にびまん性に, 線状影および網状影を認める．
b. 小葉中心および胸膜下に多発性に, 網状影（→）およびすりガラス影を認める．

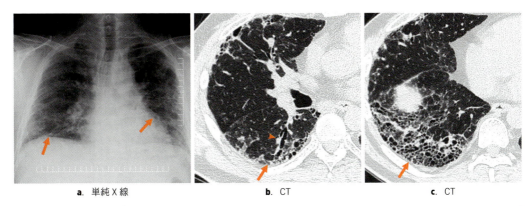

a. 単純X線　　　b. CT　　　c. CT

図 4-16　UIP タイプの間質性肺炎
a. 両側下肺優位に網状影を認める(→)．肺の体積は減少している．
b, c 両側下葉背側の胸膜直下に蜂窩肺を認める(→)．牽引性の気管支拡張もみられる(▶)．

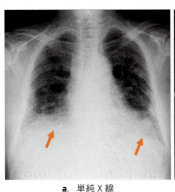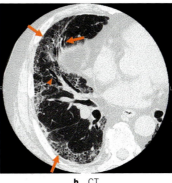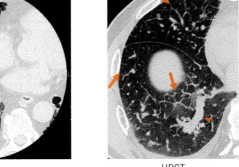

a. 単純X線　　　b. CT　　　　　　　　　　　HRCT

図 4-17　多発性筋炎による間質性肺炎(f-NSIP)
a. 両側下肺優位に網状影を認める(→)．
b. 両側胸膜直下および小葉中心性に，網状影を認める(→)．牽引性の気管支拡張もみられる(▶)．

図 4-18　間質性肺水腫でみられた小葉間隔壁の肥厚
肺うっ血に伴う小葉間隔壁肥厚，右下葉および中葉の小葉間隔壁の肥厚を認める(→)．気管支血管束の肥厚もみられる(▶)．胸水貯留も認める．

鉄則 9　有名な胸部 CT のサインを押さえる

小葉間隔壁肥厚 → リンパの病気やうっ血

- 小葉間隔壁および気管支血管束，胸膜にはリンパ管や肺静脈がみられる(いわゆる**広義の間質**)．広義の間質を主体とする病変はリンパ系の疾患やうっ血である．
- 広範囲にこれらの所見が認められる場合，単純X線でも **Kerley の B ライン**などとして認められる．
- 静脈のうっ血やリンパ管の拡張による広義間質の肥厚は**間質性肺水腫**(図 4-18)，**急性好酸球性肺炎**でみられる(➡ 80 頁)．
- リンパ路から肺胞内に滲出した場合は**肺胞性肺水腫**や**肺胞蛋白症**(➡ 次頁)，**急性好酸球性肺炎**などを考える．

びまん性病変

- また肉芽腫や腫瘤性病変が多発している場合は，びまん性粒状影のリンパ行性分布の**サルコイドーシス**，**悪性リンパ腫**をはじめとするリンパ増殖性疾患，**癌性リンパ管症**，**珪肺**が鑑別となる〔図 4-4（→ 78 頁）〕．

tree-in-bud → 経気道感染

- 細気管支（small airway）の病変では小葉中心性の陰影を認めるが，粒状影ではなく，末梢気管支に炎症が充満した状態で，**分枝影（tree-in-bud）**がみられる（図 4-19）．
- 細菌性肺炎（細気管支炎），結核，非結核性抗酸菌症，マイコプラズマ肺炎などの感染症をはじめ，びまん性汎細気管支炎などでみられる〔図 4-3（→ 78 頁）〕．

crazy paving → すりガラス影 + 小葉間隔壁肥厚

- **crazy paving** とは不揃いな敷石やタイルによる舗装のことで，小葉間隔壁の肥厚を伴ったすりガラス影を指す．**メロンの皮**とも言われている．
- 当初は**肺胞蛋白症**に特異的と言われていたが（図 4-20），多くの疾患でみられることが明らかとなった．

モザイクパターンと air trapping → 限局性の肺野透過性の亢進

- 限局性の肺血流・換気低下によるモザイク状の肺野透過性の亢進がみられるもので，**慢性肺動脈塞栓症**，**過敏性肺臓炎**（図 4-21），**閉塞性細気管支炎**でみられる．
- ニューモシスチス肺炎でもみられ，不完全な consolidation による．

その他のサイン

- その他，次のサインが有名である．
  - **galaxy sign**：サルコイドーシスでみられる粒状影の集簇した結節影（図 4-22）
  - **reversed halo sign**：中心部がすりガラス影，辺縁部が高吸収を呈する陰影で，器質化肺炎に特徴的とされる（図 4-23）．
  - **CT halo sign**：結節周囲にすりガラス影を伴うもので，アスペルギルス症で有名だが，その他の真菌症や出血を伴う肺転移などさまざまな疾患でみられる（図 4-24）．
  - **meniscus sign**：アスペルギルス症でみられる結節内にみられる辺在性の三日月型の空洞〔図 4-46（→ 93 頁）〕．

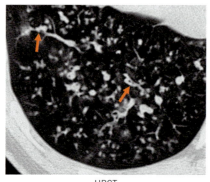
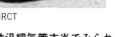

HRCT

図 4-19　びまん性汎細気管支炎でみられた tree-in-bud
小葉中心に分枝影を認め，いわゆる tree-in-bud サインである．

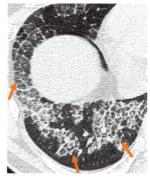

HRCT

図 4-20　肺胞蛋白症でみられた crazy paving
小葉間隔壁の肥厚を伴ったすりガラス影を認める（➡）．

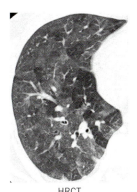
HRCT

図 4-21 過敏性肺臓炎でみられた モザイクパターン
濃度のやや高いすりガラス影の部分と透過度の亢進した部分が混在している．

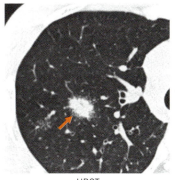
HRCT

図 4-22 サルコイドーシスの galaxy sign
粒状影の集簇した結節影を認める（→）．

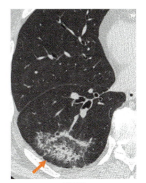
HRCT

図 4-23 器質化肺炎でみられた reversed halo sign
中心部がすりガラス影，辺縁部が高吸収を呈する陰影を認める（→）．

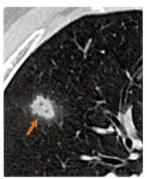
HRCT

図 4-24 肺真菌症でみられた CT halo sign
不整な結節周囲にすりガラス影を認める（→）．

鉄則10 免疫抑制患者の肺炎では単純 X 線が正常のことも少なくない

- 免疫不全の患者では肺炎が致死的になりかねないが，20〜30％程度の患者では胸部単純 X 線が正常である．CT の感度は高く，すりガラス影がみられることが多い（図 4-25）
- 免疫抑制患者では，細菌のほか，カンジダやクリプトコッカスなどの真菌，ニューモシスチス，サイトメガロウイルスやヘルペスウイルスなどによる感染症も起こりやすい．特に最近話題の，**多剤耐性結核菌**に感染する頻度も高い．合併感染も多く，ニューモシスチスとサイトメガロウイルス合併は高頻度である．
- **AIDS 合併結核**では，①空洞性病変がみられず，②下葉に多く，③肺外結核が多い．
- リンパ腫やカポジ肉腫を合併することもある．

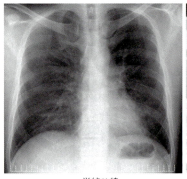
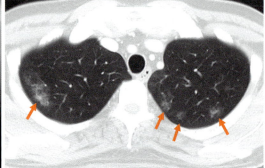

a. 単純X線　　　　　　　　　　　　　　**b.** CT

図 4-25　HIV 感染症に伴うニューモシスチス肺炎
a. 明らかな異常は指摘できない．
b. 両側上葉に淡いすりガラス影を認める（→）．

鉄則 11　結核の画像は多彩─肺炎や結節を見たら，ゆめゆめ結核を忘れるな

- 肺結核（**二次結核**）は**滲出性病巣** → **浸潤乾酪巣** → **非硬化壁空洞** → **硬化壁空洞**と進行し，画像上，さまざまな陰影がみられる（図 4-26）．
  - ・滲出性病巣 → consolidation，すりガラス影（図 4-27）
  - ・浸潤乾酪巣 → 粒状影，結節影，tree-in-bud
  - ・非硬化・硬化壁空洞 → 空洞化（図 4-28）
- 初期感染あるいは二次結核で血行性に散布したものを**粟粒結核**と呼ぶ（図 4-29）．

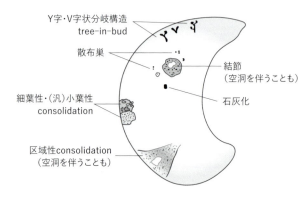

図 4-26　肺結核でみられるさまざまな陰影

COLUMN

粟粒結核

画像上は甲状腺癌などの転移と鑑別が問題となる．結核では 38℃ 以上の発熱を伴うことが多いが，高齢者やステロイド使用者では発熱がみられないことがある．

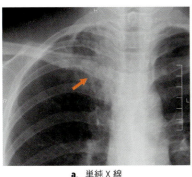
a. 単純X線

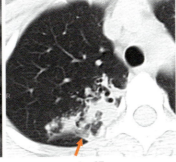
b. CT

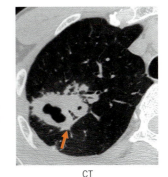
CT

図 4-27　肺結核
a. 右上肺野内側に consolidation を認める（→）．
b. air bronchogram を伴った不整な consolidation を認める（→）．

図 4-28　結核性空洞
右上葉に壁の厚い辺縁不整な空洞を認める（→）．

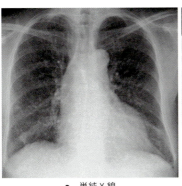
a. 単純X線

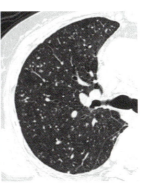
b. CT

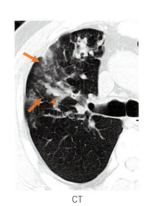
CT

図 4-29　粟粒結核
a, b. 肺内にびまん性に粒状影を認める．

図 4-30　アレルギー性気管支肺アスペルギルス症
右 S^3 領域を中心に中枢性気管支拡張を伴う不整な consolidation を認める（→）．拡張した気管支内に粘液栓もみられる（▶）．

鉄則 12　中枢性の気管支拡張と粘液栓を見たら ABPA を考える

- **アレルギー性気管支肺アスペルギルス症**（allergic broncho pulmonary aspergillosis；ABPA）は，アスペルギルスが**粘液栓**（mucoid impaction）の形で気管支に停滞し，それに対するアレルギー性の気管支喘息を起こす疾患である．
- 比較的太いレベルの気管支壁肥厚や静脈瘤様・嚢胞様の気管支拡張，気道内の分泌物の貯留（粘液栓）が特徴的である（**図 4-30**）．

鉄則 13　肺の多発嚢胞を見たら，①LAM，②LCH を考える

- リンパ脈管筋腫症 (lymphangioleiomyomatosis；LAM) と Langerhans 組織球症 (Langerhans cell histiocytosis；LCH) のいずれも肺内に多発性に嚢胞を認めるが，肺の分布，嚢胞壁の性状に差がある (表 4-2，図 4-31，32)．
- 多発性の嚢胞は Birt-Hogg-Dube 症候群，リンパ球様間質性肺炎 (lymphocytic interstitial pneumonia；LIP, Sjögren 症候群などの基礎疾患あり)，転移，多発血管炎性肉芽腫，敗血症性塞栓症などでもみられる．また，肺気腫や UIP なども類似の所見を呈することがある．

表 4-2　リンパ脈管筋腫症と Langerhans 組織球症の比較

	リンパ脈管筋腫症	Langerhans 組織球症
背景	女性に多く，結節性硬化の合併あり	喫煙と密接に関係
画像所見	・ランダム ・びまん性の薄壁嚢胞	・小葉中心性結節と不整形嚢胞 ・上肺優位
胸水	乳び胸水	なし

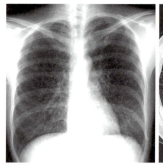

a. 単純 X 線

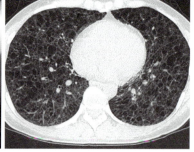

b. CT

図 4-31　リンパ脈管筋腫症
a. 両側肺びまん性に網状影を認める．
b. びまん性に薄壁嚢胞を認める．

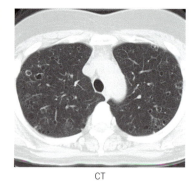

CT

図 4-32　Langerhans 組織球症
小葉中心性にやや不整形の嚢胞が多発している．

腫瘤性病変

鉄則 14　肺の末梢の結節影は診断が難しい ―経過観察，CT 下の生検が必要だ

- 最近見つかる肺癌の多くは，肺の末梢の結節影やすりガラス影である．そのマネジメントは，結節の大きさとすりガラス影の有無で決定する[2]．

① 最大径が 10 mm 以上の充実型結節 → 確定診断（**CT 下の生検**など）
② 最大径が 6〜10 mm の充実型結節 → 2 年間ほど経過観察
③ 最大径が 15 mm 以上の部分充実型結節 → 確定診断（CT 下の生検など）
④ 最大径が 15 mm 未満の部分充実型結節 → 充実部が 5 mm 以上なら生検，それ以下なら 3〜4 か月経過観察
⑤ 最大径が 15 mm 以上のすりガラス結節 → 3 か月後の CT で不変ないし増大の場合は確定診断
⑥ 最大径が 15 mm 未満のすりガラス結節 → 経過観察

- 実際に生検してみると肺癌であることも少なくないが，器質化肺炎の場合もある．また，結節影で肺癌かと思っていると真菌症（クリプトコッカスが多い）のことも少なくない．

鉄則 15　肺末梢の境界明瞭な微小結節や粗大石灰化のある結節は大多数が良性である

- 肺の CT では多くの結節性病変が見つかるが，確定診断が困難なことが多い．
- 特に径 5 mm 以下の境界明瞭な微小結節は**陳旧性炎症性肉芽腫**（図 4-33）や**肺内リンパ装置**（図 4-34）などの良性の病変であることが多い．
- 無論，小さな転移や肺癌も完全には否定できないが，このようなものまで引っかけているときりがない．通常，経過観察も不要である．
- しかし，もし以前の CT があって，病変がみられない場合は念のため，半年から 1 年くらいに一度だけフォローはしたほうがよいだろう．
- 粗大石灰化を認めれば，まず良性病変（結核腫などの**陳旧性炎症性肉芽腫**や過誤腫）なので，通常フォローは必要ない（図 4-35）．
- **過誤腫**は比較的特徴的な所見を呈し，ポップコーン状の石灰化や脂肪を認めることが多い（図 4-36）．

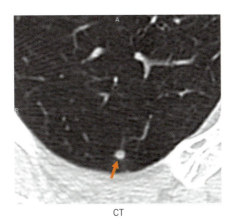

図 4-33　陳旧性炎症性肉芽腫
右下葉背側に小さな円形の結節影を認める（➡）．

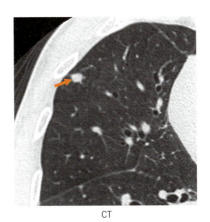

図 4-34　肺内リンパ装置
胸膜下に胸膜の引き込みを伴った結節影を認める（➡）．

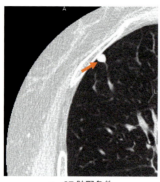

a. CT 肺野条件

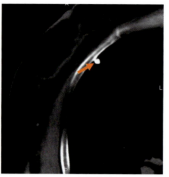

b. CT 縦隔条件

図 4-35　陳旧性の炎症性肉芽腫
胸膜直下に，石灰化を伴った結節影を認める．

CT

図 4-36　過誤腫
石灰化や脂肪を有する結節性病変を認める（→）．

鉄則 16　肺癌に見えても良性病変の場合がある ─特にクリプトコッカス

- 良性結節は境界明瞭で，石灰化を伴っていることも少なくない．
- 一方，境界不明瞭で，spicula や血管の巻き込みを見た場合，肺癌である可能性が高い．
- しかし，**クリプトコッカス症**では，癌とそっくりの結節影として認められることがある（図 4-37）．
- 免疫能が正常な患者でも発症することがある．

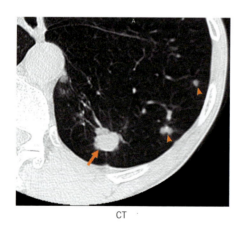

CT

図 4-37　肺クリプトコッカス症
左肺下葉に spicula 様の陰影を伴ったやや不整な結節影を認める（→）．その他，肺内に多発性に小結節影がみられる（▶）．

鉄則17　肺の限局性のすりガラス影は早期の肺癌の場合もあり, 要フォロー

- 肺の**すりガラス影**はさまざまな原因でみられ, 肺胞間隔壁の肥厚や肺胞腔の不完全置換によると言われているが(➡ 79頁), 原因疾患が特定困難なことも少なくない.
- 限局性のすりガラス影は肺癌の可能性があるので, 注意が必要である(図4-38)[3].
- 3〜4か月ほど経過を見ると, 炎症性のものは多くは軽快するが, 腫瘍性のものは変化がないか増大する. この場合はCT下の生検が必要である.
- 一方, すりガラス影に充実部がみられる場合(**part solid nodule**), 肺癌の可能性が高く, 危険なサインである(図4-39).

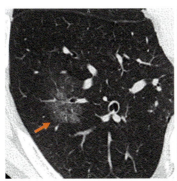

a. HRCT　　b. 生検時CT

図4-38　肺癌 (adenocarcinoma *in situ*)(pure GGA)
右下葉に限局性のすりガラス影を認める(➡). 陰影内で気管支の拡張も伴っている.

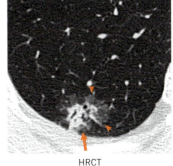

HRCT

図4-39　part solid nodule
右下葉に, 周囲にすりガラス影(▶)を伴った不整な腫瘤影を認める(➡). 腫瘤内の気管支は拡張している.

 鉄則18　肺癌にはさまざまなvariationあり

- 肺癌(特に腺癌)は, 典型的には辺縁不整で, 胸膜陥入, 血管の巻き込みやspiculaを認める(図4-40).
- しかし, 肺癌は頻度が高く, 組織型も多様であり, かつベースの肺にもさまざまな背景疾患がみられることから, 画像所見にもさまざまなvariationがありうる.

浸潤性粘液腺癌(肺炎様陰影を呈する肺癌)
- 細気管支肺胞上皮癌はCTで肺炎様の浸潤影, すりガラス影としてみられる(図4-41). 肺炎と異なり慢性に経過する.

癌性リンパ管症
- 癌細胞が肺のリンパ管(広義間質)に浸潤したもので, 原発性肺癌の進行期以外に胃癌や乳癌からの転移でもみられる.
- 肺門から末梢に広がる線状網状影や亀甲状の小葉間隔壁の肥厚がみられる(図4-42).

ブラ壁に発生の肺癌
- 稀にブラ壁に肺癌が発生することがある．CT でブラ壁の不整な肥厚や結節がみられた場合は肺癌の可能性を考える．

Pancoast 腫瘍
- 肺尖部に発生し，胸壁に広く浸潤する（図 4-43）．

縦隔型肺癌
- 縦隔近傍の肺癌が縦隔に直接浸潤し，リンパ節転移も巻き込んで一塊の腫瘍を形成し，縦隔腫瘍に見えることがある．縦隔原発腫瘍との鑑別が難しい．

他疾患合併肺癌
- IPF では高率に肺癌を合併するため，注意深い経過観察が必要である．肺野末梢で肺線維化の強い部位に生じやすい．
- また，アスベスト肺，珪肺や膿胸（→ 96 頁）でも肺癌合併のリスクが高い．

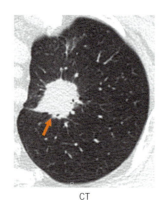

CT

図 4-40　肺腺癌
左上葉に辺縁に spicula を伴った結節影を認める（➡）．

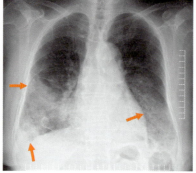

a．単純 X 線

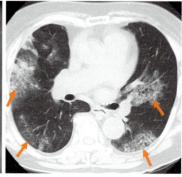

b．CT

図 4-41　浸潤性粘液腺癌
a．肺内に多発性にすりガラス影および浸潤影を認める（➡）．
b．末梢優位に不整なすりガラス影および浸潤影を認める（➡）．一部気管支の拡張を伴っている．

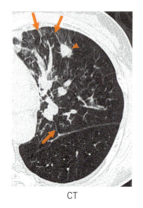

CT

図 4-42　癌性リンパ管症
左上葉に小葉間隔壁の肥厚を認める（➡）．腫瘤性病変もみられる（▶）．

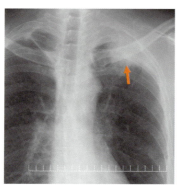

a．単純 X 線

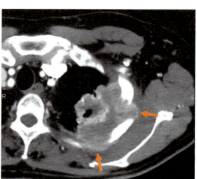

b．CT

図 4-43　Pancoast 腫瘍
a．左肺尖部に透過性低下を認める（➡）．
b．左肺尖部に腫瘤影を認め，胸壁および肋骨へ浸潤している（➡）．

鉄則 19 空洞を有する肺結節を見たら，肺癌，結核，真菌を除外せよ

- 肺結節の**空洞**は，壊死部が気道から排泄された場合にみられる．肺癌（特に**扁平上皮癌**）（図4-44），結核や非結核性抗酸菌症，真菌症の頻度が高い．
- また，転移（図4-45），膿瘍，多発血管炎性肉芽腫症などでも空洞性結節がみられる．
- 空洞壁が厚く，内腔壁が不整の場合，肺癌を考える．
- 周囲にすりガラス影を伴い（いわゆる **CT halo sign**）（→ 84頁），内部に三日月型の空洞を伴っていたら（いわゆる meniscus sign），**菌球型アスペルギルス症**（アスペルギローマ）を考える（図4-46）．

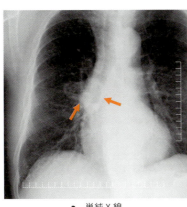

図 4-44 空洞性病変（肺扁平上皮癌）
壁不整な空洞性病変を認める（→）．

a. 単純X線　　b. CT

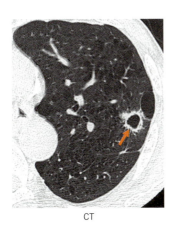

CT

図 4-45 空洞性病変（舌癌からの転移）
辺縁不整な腫瘤性病変を認め，内部に空洞がみられる（→）．

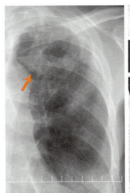
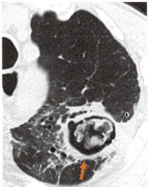

a. 単純X線　　b. CT

図 4-46 空洞性病変（菌球型アスペルギルス症）
a. 左の肺尖部に，厚い空洞を伴った不整な陰影を認める（→）．
b. 内部に，三日月型の空洞（meniscus sign）および菌塊を伴った不整な結節影を認める（→）．

縦隔・胸膜

> **鉄則 20** 縦隔の対側，同側横隔膜の下方への偏位を伴う気胸を見たら，緊張性気胸を考えろ

- **緊張性気胸**は，肺の損傷部に胸腔への一方的な交通が生じ（**check-valve 機構**），胸腔内圧が大気圧より高くなり，心臓への静脈還流障害が起こる重篤な状態である．
- 一側の胸腔がどんどん膨らみ，同側の肺尖位の上昇，横隔膜の平低化，肋間腔拡大，胸郭過膨張像（気管および縦隔陰影の対側偏位）が認められる（図 4-47）．

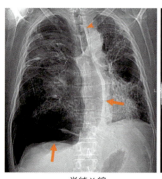

a．単純 X 線

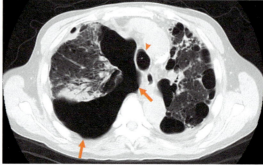

b．CT

図 4-47 間質性肺炎に合併した緊張性気胸
右胸腔が全体的に過膨張し（→），気管も対側へ偏位している（▶）．

> **鉄則 21** 胸膜の多発病変を見たらアスベスト肺，結核，転移，中皮腫を考えろ

- **胸膜肥厚**は比較的よく見る所見だが，良性か悪性かが問題となる．
- 石灰化部は良性の可能性が高い．
- **アスベスト肺**では両側横隔膜を中心に石灰化を伴う**胸膜プラーク**がみられる．
- 全周性の胸膜肥厚，びまん性の結節状肥厚で，厚さが 1 cm 以上のときは転移や中皮腫（図 4-48）を考える．

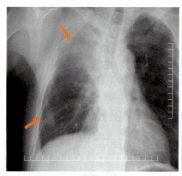

a．単純 X 線

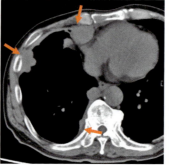

b．造影 CT

図 4-48 悪性中皮腫による胸膜の結節状肥厚
a．右上肺野および下肺野外側に，透過度低下を認める（→）．
b．胸膜のびまん性肥厚を認め，一部結節状に隆起している（→）．

鉄則22 片側性の胸水を見たら胸膜炎，腫瘍，腹腔内病変（炎症波及，膵炎，肝硬変など）も疑え

- 片側胸水では肺炎随伴性胸水/膿胸，悪性胸水（図4-49），結核性胸膜炎が主な鑑別疾患として挙げられ，いずれも**滲出性胸水**である．
- 急性膵炎では左側に多く，胸水のアミラーゼも高値である（図4-50）．
- 肝硬変患者で腹水に続発して胸水を認める場合は右側に多い（**肝性胸水**）．
- CTは診断のついていない滲出性胸水において行うべきであり，良性の胸膜肥厚と悪性疾患の区別に役立つ．
- 悪性腫瘍が疑われる部位や，造影CTで胸膜結節が認められた部位に対しては経皮的針生検を考慮する[4]．

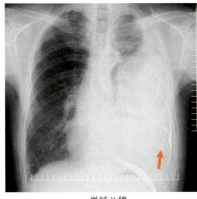
a. 単純X線

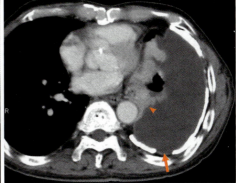
b. 造影CT

図 4-49 悪性中皮腫
a. 左胸腔が不透明化している（→）．
b. 左胸腔に多量の胸水貯留および胸膜のびまん性の石灰化を認める（→）．縦隔側には軟部影もみられる（▶）．

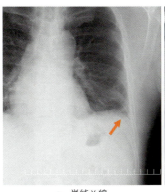
a. 単純X線

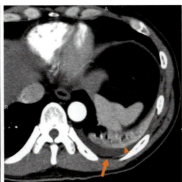
b. 造影CT

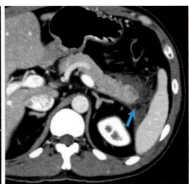
c. 造影CT

図 4-50 急性膵炎に伴う胸水貯留
a. 左の肋骨横隔膜角の不明瞭化を認め（→），胸水貯留が疑われる．
b, c. 胸水貯留（→）および左下葉のconsolidationを認める（▶）．膵臓には，周囲に不整な液体貯留を認め（→），急性膵炎が疑われる．

鉄則23 慢性膿胸では出血が持続することがある —悪性腫瘍の出現にも注意

- **慢性膿胸**は細菌性肺炎，肺化膿症，胸腔内手術に続いて起こることが多く，結核，細菌（ブドウ球菌が多い），真菌が原因となる．
- 局所免疫の低下により，悪性腫瘍を合併することも多く，悪性リンパ腫〔**膿胸関連悪性リンパ腫**（pyothorax-associated lymphoma；PAL）（図4-51）〕，肺癌（特に扁平上皮癌），血管肉腫が多い（**膿胸関連悪性腫瘍**）．
- 膿胸壁に腫瘤を認める．
- 出血を繰り返して**慢性出血性膿胸**（chronic expanding hematoma）を認めることもある（図4-52）．

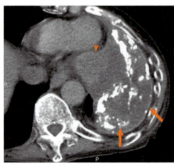
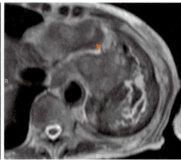
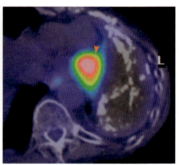

a．造影CT　　　　　　　　　b．T2WI　　　　　　　　　c．FDG-PET/CT

図 4-51　膿胸関連悪性リンパ腫
慢性膿胸でフォロー中，内側に軟部影が出現した．造影CT（**a**）では，左の胸腔に石灰化を伴った軟部影を認め（→），慢性膿胸と考えられる．その内側にも軟部影を認める（▶）．軟部影はT2WI（**b**）では，中等度の信号強度である（▶）．FDG-PET/CT（**c**）では，軟部影の内側に強いFDGの取り込みを認める（▶）．膿胸の部分には明らかな取り込みはみられず，CT下の生検を施行したところ，膿胸関連悪性リンパ腫と確認された．

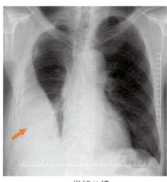
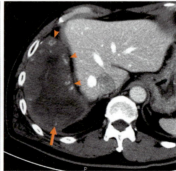

a．単純X線　　　　　　　　　b．造影CT

図 4-52　出血を伴った慢性膿胸
a．右肺野の外側に，凸状に突出する陰影を認める（→）．
b．内部が不均一な軟部影を認める（→）．周囲に強い濃染を認め（▶），活動性の出血が疑われる．

鉄則24 縦隔腫瘍は側面像での位置でおおよそ診断の見当がつく

- 縦隔にはさまざまな腫瘤性病変が発生するが,その診断名は側面像での位置によってほぼ決まっている(図4-53).
  - ・上縦隔:甲状腺腫
  - ・前縦隔:胸腺上皮腫瘍(胸腺腫,胸腺癌),悪性リンパ腫,胚細胞腫瘍
  - ・中縦隔:囊胞性疾患(気管支囊腫,食道囊腫),悪性リンパ腫
  - ・後縦隔:神経原性腫瘍.

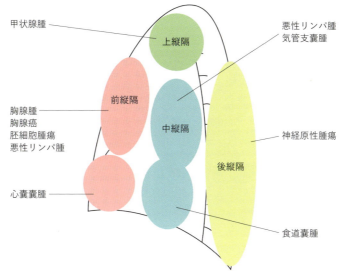

図4-53 縦隔腫瘍の発生位置
縦隔腫瘍の診断は,側面像での位置からおおよそ可能である.

COLUMN

症状のない縦隔腫瘍の多くは良性で,症状のあるものの大部分は悪性である

縦隔腫瘍は囊胞性病変と充実性病変がみられるが,囊胞性病変はほぼ良性である.一方,充実性病変で小さなものは良性が多いが,比較的大きなものは画像上の良悪性の鑑別はなかなか難しい(生検をしても難しいこともある).一般に,悪性病変は良性病変よりも症状を呈する傾向がはるかに高く,胸部の痛みや圧迫感は最も頻度の高い症状である.縦隔臓器の圧迫による症状はほとんどの場合,悪性腫瘍に伴う症状である.

鉄則 25　胸腺腫を見たら，胸膜播種にも気をつけろ

- 胸腺腫は比較的緩徐な発育を示す腫瘍であるが，進行例では周辺臓器（心囊，大血管，肺）に浸潤する．
- 血行性転移やリンパ行性転移は比較的稀だが，**胸膜播種**の頻度は高い（図 4-54）．
- また，手術後の再発形式としても胸膜播種が最も多い．
- 遠隔転移や胸水貯留，広範な大血管への浸潤がみられた場合は胸腺癌を疑うべきである．

若年男性の巨大な前縦隔腫瘍を見たら，T 細胞リンパ芽球性リンパ腫やセミノーマを考えよ

- **T 細胞リンパ芽球性リンパ腫**は急激な増大を認める oncologic emergency をきたす疾患である（図 4-55）．
- 鑑別として縦隔原発の**セミノーマ**が挙がる．
- その他，**結節硬化型の Hodgkin リンパ腫**や**精巣腫瘍の縦隔転移**なども考える．
- セミノーマ以外に絨毛癌，卵黄囊腫瘍，胎児性癌の成分がみられることがあり，AFP や hCG が上昇する．

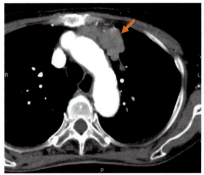

　　a. 造影 CT　　　　　　　　b. 造影 CT

図 4-54　胸腺腫および胸膜播種
a. 前縦隔に不整な形状の充実性腫瘤を認める（→）．
b. 胸膜播種もみられる（→）．

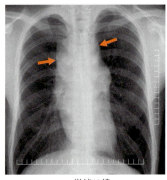 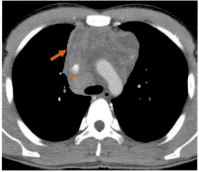

　　a. 単純 X 線　　　　　　　　b. 造影 CT

図 4-55　T 細胞リンパ芽球性白血病/リンパ腫，上大静脈症候群
a. 縦隔陰影の著明な拡大を認める（→）．
b. 前縦隔〜中縦隔にかけて，浸潤性の腫瘤を認める（→）．腫瘤は大動脈や上大静脈（▶）を巻きこんでいる．

鉄則 26 小児期より繰り返す下葉の肺炎を見たら，肺分画症を考えろ

- **肺分画症**は肺動脈や気管支との交通をもたず，体循環より供血を得る異常な肺組織である．左側下葉（S^{10}）に好発する．
- **肺葉内分画症**（頻度75％）は正常肺と同じ胸膜で囲まれ，小児期より繰り返す肺炎や喀血で発見される．
- **肺葉外分画症**（頻度25％）は合併奇形を有することが多く，乳児期よりチアノーゼがみられる．
- 画像上は下葉内側の腫瘤影としてみられ，気管支と交通があればair-fluid levelを認めることがある（図4-56）．

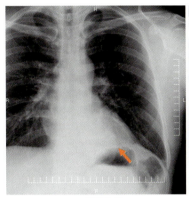
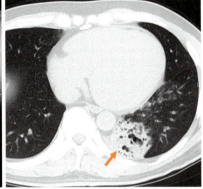

a. 単純X線　　　**b**. CT

図 4-56　肺分画症
a. 心陰影に隠れてconsolidationを認める（→）．
b. 左下葉S^{10}に，多発性の小嚢胞伴ったconsolidationを認める（→）．

文献

1) 日本医学放射線学会（編）：画像診断ガイドライン2016年版．pp164-165，金原出版，2016
2) 日本CT検診学会肺がん診断基準部会（編）：低線量CTによる肺がん検診の肺結節の判定基準と経過観察の考え方 第5版．2017．http://www.jscts.org/pdf/guideline/gls5th201710.pdf
3) Noguchi M, et al : Small adenocarcinoma of the lung. Histologic characteristics and prognosis. Cancer 75 : 2844-2852, 1995
4) Hooper C, et al : BTS Pleural Guideline Group. Investigation of a unilateral pleural effusion in adults : British Thoracic Society Pleural Disease Guideline 2010. Thorax 65 : 4-17, 2010

第5章 心血管

鉄則

1. 胸痛患者で大動脈壁内に高吸収を認めた場合は偽腔閉塞型の大動脈解離を考える
2. 大動脈瘤の急な増大，hyperdense crescent sign，周囲の液体貯留，PAUを見たら，切迫破裂を疑う
3. 大動脈瘤周囲に軟部影を見たら炎症性大動脈瘤を疑う
4. 造影CTで左房内に欠損を見たら，血栓や血流うっ滞，粘液腫を疑う
5. PCIの適応には冠動脈狭窄だけでなく，FFRや心筋シンチグラフィによる心筋評価も重要だ
6. 冠動脈CTAによって，冠動脈狭窄のみならず，プラークの性状やリモデリングの評価が可能となる
7. MRIでは心機能の評価のみならず，心筋の評価も可能である
8. MRIによる心筋の遅延造影パターンは疾患によってさまざま
9. 若年者で，大動脈とその分枝の壁肥厚，狭窄を見た場合は高安動脈炎を考える
10. 肺血栓塞栓症のリスクが高い場合，CT早期相での肺動脈と平衡相での骨盤から下腿静脈血栓の精査を行う

救急疾患を含めて，心血管の評価には造影前後の CT が有用である．心臓については，冠動脈の評価には CTA が有用であるが，心筋疾患，心臓の動態解析には MRI が有用である．しかし，心臓 MRI は撮像が難しく，心臓 MRI に習熟した施設でなければ有用な情報は得られないであろう．

また，冠動脈疾患の治療においては心筋の情報が必要であり，FFR などの生理的評価法以外に心筋シンチグラフィや MRI での心筋評価も行われる．

胸痛患者で大動脈壁内に高吸収を認めた場合は偽腔閉塞型の大動脈解離を考える

- **急性大動脈解離**は，突然死の原因として心筋梗塞に次いで多い．上行大動脈に解離をきたすスタンフォード A 型の半数以上は心嚢へ破裂し，**心タンポナーデ**により病院搬送前に死亡する．早期診断と緊急手術が救命のカギである．
- 病理学的に，動脈解離は**偽腔開存型**以外に**偽腔閉塞型**（真腔と偽腔の交通がみられず偽腔が早期から血栓化したもの）（図 5-1）および **ULP**（**ulcer like projection**）型（図 5-2）に分けられる．
- 偽腔閉塞型の急性期には，偽腔が単純 CT で高吸収域として認められる．また，**内膜石灰化の偏位**が認められれば，石灰化内膜と外膜の間が偽腔として診断可能である（図 5-1a）．
- 造影 CT 早期相では，偽腔開存型では典型的な二腔構造を，偽腔閉塞型では造影されない偽腔が認められる（図 5-1b）．
- 偽腔開存型のなかには偽腔血流が非常に遅い場合がある．この場合，造影早期相では偽腔が造影されず，造影後期相で造影剤の流入を認める例があるため，可能な限り造影後期相までの撮像が望まれる．

動脈解離では臓器虚血をチェックする

- 非破裂の動脈解離の死因としては，分枝の血流障害による**臓器虚血**（図 5-3），特に腸管虚血が多い．
- 虚血の機序としては，分枝自体へ解離が進展して狭窄・閉塞をきたす場合と，偽腔の圧が高く，真腔を圧排して分枝の虚血をきたす場合がある．

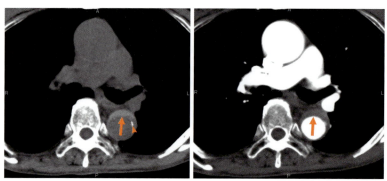

a．単純 CT　　　　　　　　b．造影 CT

図 5-1　偽腔閉塞型の解離性大動脈瘤
単純 CT（a）で偽腔内に三日月状の高吸収域を認め，新鮮血栓と考えられる（→）．内膜石灰化の偏位がみられ，解離が示唆される（▶）．

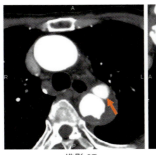

a. 造影CT　　b. 造影CT MPR再構成　　　　　　　　　造影CT

図 5-2　ULP型の解離性大動脈瘤
下行大動脈近位部にentry部と思われる大きなULPを認める（→）．

図 5-3　解離性大動脈瘤
腹部に及ぶ動脈解離（→）で，右の腎動脈は閉塞し，腎臓の増強効果は全く得られていない（→）．左腎も腹側の増強効果がみられない（▶）．

大動脈瘤の急な増大，hyperdense crescent sign，周囲の液体貯留，PAUを見たら，切迫破裂を疑う

- 腹部大動脈瘤の**切迫破裂**は，激しい腹痛や腰痛を自覚し，前ショック状態で発症する．
- 切迫破裂では，大動脈瘤の急な増大，大動脈の内腔から壁在血栓，もしくは大動脈壁から出血が起こっており，この部分の大動脈壁は脆弱で破裂しやすい状態である．
- 切迫破裂においては，単純CTでは瘤内に三日月型のやや吸収値が高くなった部分を認め，**hyperdense crescent sign**と呼ばれる（図5-4）．三日月の部分は新鮮な血腫であり，古い血腫または動脈瘤壁内の血管腔から解離が起こっている現象である．この所見があれば，腹痛や腰痛などの症状がなくても切迫破裂と判断すべきである．
- また，周囲の液体貯留や**PAU**[†]（**penetrating atherosclerotic ulcer**）（図5-5）がみられることもある．

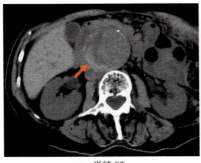

a. 単純CT　　　　　　　　　b. 造影CT

図 5-4　腹部大動脈瘤の切迫破裂
大動脈瘤の一部の壁が囊状に突出し，瘤の右側を中心にみられる壁在血栓内に三日月型の高吸収域を層状に複数認め（hyperdense crescent sign：→），切迫破裂が疑われる．

[†]：PAUとULPを明確に区別する定義はないが，広範囲の偽腔閉塞型解離に伴う潰瘍をULP，限局性のものをPAUと呼ぶことが多い．欧米ではULPという用語は使用されない．

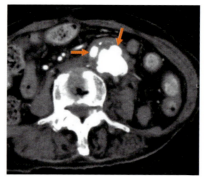

造影 CT

図 5-5　感染性腹部大動脈瘤の切迫破裂
動脈瘤内の厚い粥腫あるいは壁在血栓への深い潰瘍形成（PAU）が複数認められ（➡），切迫破裂が疑われる．

 ## 鉄則 3　大動脈瘤周囲に軟部影を見たら炎症性大動脈瘤を疑う

- 腹部大動脈瘤で，周囲に軟部影を認めた場合，**炎症性大動脈瘤**の可能性を考える．この疾患は大動脈壁に炎症細胞の浸潤と著明な線維化を認める原因不明の疾患で，一部は **IgG4 関連疾患**である．
- CT では，紡錘状に拡張した大動脈瘤に，造影される内腔，造影されない血栓層あるいは肥厚した内膜，内腔にやや遅れて造影される肥厚した瘤壁の 3 層構造がみられ，遅れて造影される肥厚した瘤壁は **mantle sign** と呼ばれる（図 5-6）．この mantle sign を出血と見誤ると切迫破裂と誤診してしまう（➡ 前頁）．
- 一方，**感染性大動脈瘤**は感染が原因の動脈瘤で，炎症性とは疾患概念が異なり，原因は黄色ブドウ球菌やサルモネラ菌が多い．正常の大動脈壁の構造は失われ，仮性動脈瘤となっているので，破裂のリスクが高い（図 5-5）．急激に増大し，嚢状のことが多い．
- 感染性大動脈瘤の急性期において，炎症に伴う壁の肥厚や浮腫が mantle sign 様に見え，炎症性大動脈瘤との鑑別が困難な場合がある．

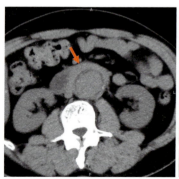　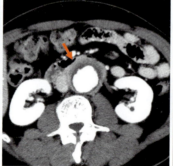　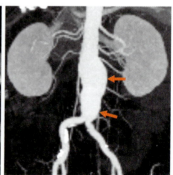

a. 単純 CT　　　　　　　　　**b**. 造影 CT 動脈相　　　　　　　　**c**. MIP 像

図 5-6　炎症性大動脈瘤
単純 CT（**a**）では動脈瘤周囲に軟部影を認め（➡），造影 CT 動脈相（**b**）では造影される内腔，造影されない血栓層あるいは肥厚した内膜，内腔にやや遅れて造影される肥厚した瘤壁の 3 層構造がみられる（mantle sign：➡）．MIP 画像（**c**）では大動脈瘤が明らかである（➡）．

鉄則 4 造影CTで左房内に欠損を見たら，血栓や血流うっ滞，粘液腫を疑う

- 心房細動では左房内の血流は低下し，うっ滞が生じる．左房の**左心耳には血栓**が好発し，全身に血栓症を起こすことがある．**血流うっ滞**との鑑別が必要であり，平衡相を撮像すると，血栓は陰影欠損として描出されるが（図5-7），うっ滞では欠損はみられない．
- 一方，**粘液腫**は成人の原発性心臓腫瘍のなかで最も頻度の高い良性腫瘍である．発生部位は80%以上が左房内であり，ほとんどが心房中隔（卵円窩）付近から発生する．**塞栓による脳梗塞**を起こすことがある．
- 粘液腫は心臓超音波で有茎性の可動性腫瘤として認められる．心電図同期の心臓CTおよびシネMRIでは，心拍動に伴い，振り子状に動く低吸収（低信号）腫瘤として認められる（図5-8）．

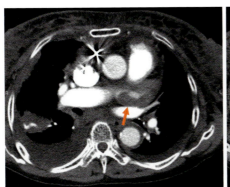
a. 造影CT早期相

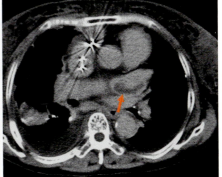
b. 造影CT平衡相

図 5-7 左房内血栓
左心耳内に早期相（a）のみならず，平衡相（b）でも欠損がみられ（→），血栓と考えられる．

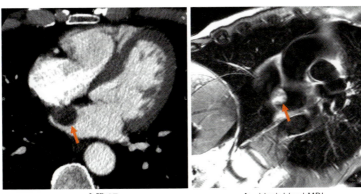

a. 心臓CT　　　　b. black blood MRI

図 5-8 粘液腫
左房内の心房中隔に接して辺縁平滑な広基性腫瘤を認める（→）．black blood MRI[†]（b）では腫瘍は高信号を呈する（→）．

[†]：black blood MRI：血流信号を消去したMRIの撮像法

PCIの適応には冠動脈狭窄だけでなく，FFRや心筋シンチグラフィによる心筋評価も重要だ

鉄則 5

- わが国では待機的な経皮的冠動脈インターベンション（percutaneous coronary intervention；PCI）の適応は，これまで冠動脈の狭窄の程度だけで決められることが多く，不必要なPCIの存在が指摘されていた．
- **負荷心筋SPECT**による心筋虚血と予後についての検討で，冠動脈狭窄の有無にかかわらず，心筋血流が正常であれば心血管イベントのリスクが非常に低いのに対して，虚血が重症であればイベントのリスクが高くなることも報告されている[1]．
- さらに，米国の多施設が参加した大規模な**COURAGE試験**で，安定狭心症に対して冠動脈に有意狭窄があるというだけでPCIを行っても，予後は改善しないことが明らかとなった[2]．
- それは冠動脈の狭窄の評価だけでは，実際に末梢の心筋の機能的虚血が存在するかどうかはわからないためである．心筋に実際に機能的虚血が存在するかを評価するためには**心筋シンチグラフィ**（図5-9，10）や**心臓FFR**などが必要である．
- そのため，現在では待機的なPCIや冠動脈バイパス術（coronary artery bypass grafting；CABG）を行うにあたっては，心筋シンチグラフィや心臓FFRを行うことが必須となっている．無論，緊急PCIの場合はこの限りではない．
- また，最近では心臓CTでFFRを求めることも可能となっている（**CT-FFR**）．

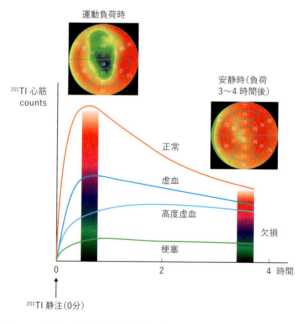

図5-9 ²⁰¹Tl心筋集積の経時的変化と再分布

安静時には正常心筋と虚血部で核種の分布に差はない．虚血が存在すると，運動負荷時あるいはアデノシン，ATP，ジピリダモールによる薬物負荷時には，心臓は充血し，正常心筋の血流は増加するが，虚血部は血流増加がみられず，相対的に血流低下部として描出される．一方，梗塞部では常に核種の分布はみられない．PCIなどの治療は虚血部に対して有効であるが，すでに梗塞に陥っている部分には無効である．

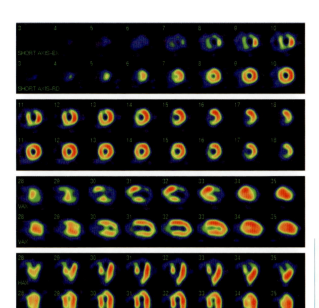

図 5-10　運動負荷心筋シンチグラフィ
上2段は単軸断層像，3段目は垂直断層像，4段目は長軸水平断層像で，それぞれ上段は運動負荷時，下段は安静時のシンチグラフィを示す．安静時には異常は見られないが，運動負荷時に心尖部から中隔にかけて集積低下を認め，心筋虚血が示唆される．

COLUMN

FFR（fractional flow reserve，冠血流予備量比）

冠動脈内に狭窄病変があるとき，狭窄病変によってどのくらい血流が阻害されているかを推測する指標で，通常は心臓カテーテル検査に続いて，pressure wire を挿入して内圧を計測することで求められる．

$$FFR = \frac{狭窄がある血管の一番奥の血圧}{冠動脈の入り口の血圧}$$

FFR の値が 0.75 未満になると，虚血が疑われ，血行再建術（PCI，または CABG）が検討される．

鉄則 6　冠動脈 CTA によって，冠動脈狭窄のみならず，プラークの性状やリモデリングの評価が可能となる

- 冠動脈 CTA では，冠動脈の解剖学的走行や冠動脈狭窄の情報を提供することができる．
- 冠動脈 CTA の冠動脈狭窄の診断能は，64 スライス CT でも感度は 95％ を超え，**陰性的中率**は 97〜99％ と高く，狭窄の除外診断に有用である．
- 冠動脈 CTA は冠動脈の狭窄のみならず，プラークの性状やリモデリング（図 5-11）の評価も可能である．
- プラークの破綻による冠動脈内腔の血栓形成によって**急性冠動脈症候群**（acute coronary syndrome；ACS）が発症する．
- ACS につながる**脆弱・不安定プラーク**は，CT によるプラークの体積評価や CT 値から推定可能で，① プラーク内の低吸収域，② **positive remodeling**（図 5-11），③ 点状石灰化，④ 50％ 以上の冠動脈狭窄の存在，⑤ **napkin-ring sign** があれば疑う（図 5-12〜15）．

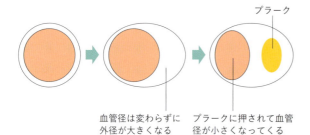

図 5-11 冠動脈のプラークとリモデリング
血管が狭窄すると最初は内腔の大きさは変わらず，外径が大きくなり（positive remodeling），その後，さらにプラークが蓄積すると内腔が狭くなる．

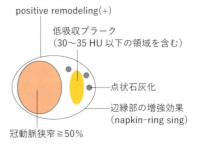

図 5-12 脆弱（不安定）プラーク

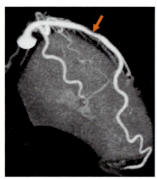
a．冠動脈 CTA MIP 像

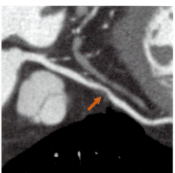
b．冠動脈 CTA MPR 像

図 5-13 狭心症
前下行枝に 50% 狭窄がみられ（→），プラークの CT 値は 61 HU である（低吸収プラーク：→）．

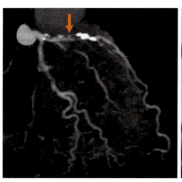
a．冠動脈 CTA MIP 像

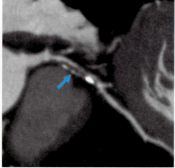
b．冠動脈 CTA MPR 像

図 5-14 狭心症
前下行枝に 75% 狭窄がみられ，点状の石灰化もみられる（→）．positive remodeling もみられる（→）．プラークの CT 値は 140 HU である（石灰化プラーク）．

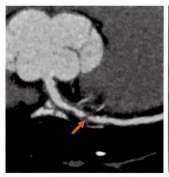
a．冠動脈 CTA MPR 像

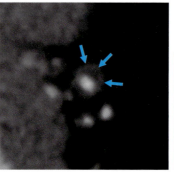
b．冠動脈 CTA 血管の断面像

図 5-15 狭心症
左冠動脈前下行枝に非石灰化プラークおよび強い狭窄がみられる．positive remodeling もみられ，プラークの濃度は低く，低吸収プラークと考えられる（→）．血管の断面像（b）では血管の辺縁が増強されており，napkin-ring sign（→）と考えられ，不安定プラークが疑われる．

鉄則 7　MRIでは心機能の評価のみならず，心筋の評価も可能である

- 心臓 MRI 検査は，① 心機能，② 心筋血流，③ 心筋 viability，④ 冠動脈の形態などの多様な情報を非侵襲的に得ることができる優れた診断手法である．
- これらの必要な情報すべてを 1 回の検査で取得することも可能であるが，検査時間が長く被検者の負担が少なくないため，実際には対象疾患や検査目的に応じて適切な撮像法を選択して行う．

シネ MRI

- 心電図同期を利用して，多数の心時相のデータを連続して収集し，ある断面の動画を得る手法である（図 5-16）．心内腔が高信号として描出されるパルス系列（SSFP 法など）を用いる．心臓の壁運動や機能評価において，現在最も正確で再現性が高い方法と考えられている．

負荷心筋 perfusion MRI

- Gd キレート剤を急速静注し，虚血部を相対的に周囲より血流低下部として描出する方法．
- 心筋シンチグラフィ同様，アデノシン，ATP，ジピリダモールによる **薬物負荷** を行うことで，予備能が低下している部分を検出することが可能（➡ 106 頁）．
- **心内膜下梗塞**（図 5-17）や **多枝病変** の評価に有用である．

遅延造影 MRI

- Gd キレート剤を静注し，血液と細胞外液の造影剤濃度が平衡状態に達した 10〜15 分後に撮像することで，心筋梗塞における正常心筋細胞容積減少や心筋症などによる線維化を鋭敏に検出可能（➡ 次頁）．

冠動脈 MRA

- 主に 1.5 テスラの MRI において，造影剤を用いずに，呼吸，心電図同期を併用して心臓全体を一度に撮像する三次元の撮像法によって，冠動脈を観察することが可能（図 5-18）．
- 撮像時間は 10 分以下であるが，検査の成功率は必ずしも高くない．

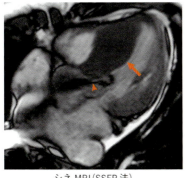

シネ MRI（SSFP 法）

図 5-16　閉塞性肥大型心筋症（HOCM）

心電図同期を利用して，心臓の動きを 1 心拍 16〜40 コマの動画として撮影する方法．心室中隔の肥厚がみられる（➡）．ジェット流は低信号として描出される（▶）．

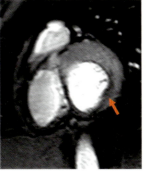

負荷心筋 perfusion MRI

図 5-17　心内膜下梗塞

アデノシン投与によって正常心筋の血流は増加するが，梗塞部は増加がみられないため，虚血部が非造影部として明瞭となる（➡）．

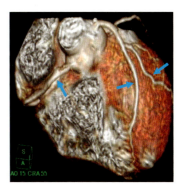

図 5-18　whole heart 3D-coronary MRA

造影剤を用いずに冠動脈（➡）を評価することが可能であるが，撮像時間が長く，検査成功率もあまり高くない．

- また，**tagging** と呼ばれる標識を印加することで心筋の動きを解析する **strain 解析** や，造影剤投与前の心筋 T1 値（native T1 値）によって非虚血性心筋症を診断する **T1 mapping 法** なども行われる．

鉄則 8　MRI による心筋の遅延造影パターンは疾患によってさまざま

- 心筋が壊死に陥ると線維化などによって細胞外腔が大きくなり，遅延相において Gd キレート剤などの細胞外液性造影剤が多く分布する（図 5-19）．
- **遅延造影**（**late gadolinium enhancement ; LGE**）は，このような状態において正常心筋の信号を打ち消すように撮像して梗塞領域を強調して描出する方法で，さまざまな心筋疾患の鑑別に用いられる（表 5-1）．
- 遅延造影 MRI では，梗塞巣において梗塞部位が異常増強像としてみられる．核医学検査が苦手な心内膜下虚血の診断に有用である（図 5-20）．
- また，梗塞以外に，微小循環虚血や，さまざまな心筋疾患に伴って心筋の線維化が起こる．線維化の分布が虚血性心疾患と異なっていることから，虚血性心疾患との鑑別が可能であり，**サルコイドーシス**（図 5-21）や**アミロイドーシス**（図 5-22）などさまざまな心筋疾患で特徴的な遅延造影のパターンがみられる．

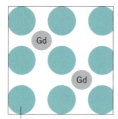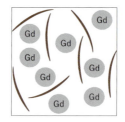

心筋細胞

図 5-19　心筋の遅延造影（LGE）
Gd キレート剤は細胞外液に分布する造影剤である．心筋に梗塞や炎症による線維化が起こると心筋の細胞が消失し，細胞外液が拡大し，Gd キレート剤が多く分布し，造影効果がみられる．

表 5-1　心筋の遅延造影

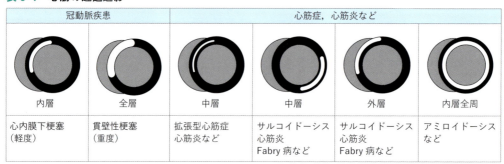

Gd による遅延造影は，心筋梗塞以外のさまざまな心筋疾患でみられ，鑑別診断に有用である．

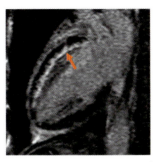

図 5-20 心内膜下梗塞
内層に遅延造影を認める(➡).

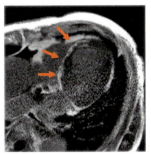

図 5-21 心サルコイドーシス
外層に遅延造影を認める(➡).

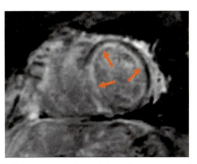

図 5-22 アミロイドーシス
内層に全周性に遅延造影を認める(➡).
心内腔の Gd の washout も目立つ.

鉄則9 若年者で, 大動脈とその分枝の壁肥厚, 狭窄を見た場合は高安動脈炎を考える

- **高安動脈炎**は, わが国の若年女性に多く, 胸腹部大動脈などの比較的太い動脈の慢性炎症を主体とする病態で, 持続する炎症によって血管の狭窄や閉塞を起こす.
- 大動脈弓は拡張し, 大動脈とその分枝の辺縁不整, 狭窄, 壁肥厚, 石灰化, 動脈瘤がみられる(図 5-23). 造影後期には, 肥厚した血管壁は線維化に伴って濃染する. FDG-PET でも活動期には集積する.
- 一方, **巨細胞動脈炎(側頭動脈炎)**は高齢者, 特に白人女性にみられ, 頭蓋外の頸動脈, 特に側頭動脈に多いが, 30% に大動脈やその弓部分枝に病変がみられる.

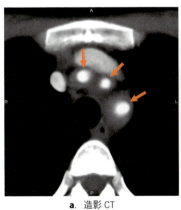

a. 造影 CT

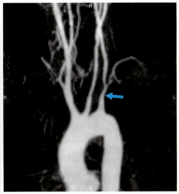

b. CTA MIP 像

図 5-23 高安動脈炎
大動脈弓部〜胸部下行大動脈(非掲載), および弓部 3 分枝に壁肥厚が認められる(➡). MIP 画像(**b**)でもこれらの 3 分枝の狭窄および両側鎖骨下動脈の完全閉塞がみられる(➡).

鉄則 10　肺血栓塞栓症のリスクが高い場合，CT 早期相での肺動脈と平衡相での骨盤から下腿静脈血栓の精査を行う

- **急性肺血栓塞栓症**は胸痛，呼吸困難を訴え，重症例では右心不全によって突然死することもある．
- 急性肺血栓塞栓症のリスクが高い場合，以前は**肺血流―換気シンチグラフィ**なども行われていたが，最近ではマルチスライス CT による**肺動脈 CTA** とそれに続く**下肢の CT venography** が第一選択の画像診断法である（図 5-24）．
- 一方，疾患の可能性が中程度か低い場合は **D ダイマー**の測定を行い，正常範囲であれば急性肺血栓塞栓症は除外可能であり，CT 検査は不要．

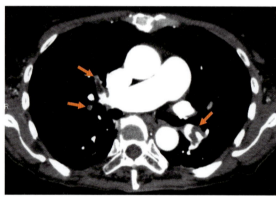
a. 肺動脈の CTA（造影早期相）

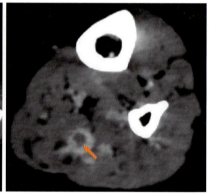
b. 下肢の CT venography（造影平衡相）

図 5-24　深部静脈血栓症に伴う多発性肺動脈血栓塞栓症
肺動脈の CTA（a）で肺動脈内に多発性に血栓を認める（→）．下肢の CT venography（b）で下肢の静脈内にも深部血栓を認める（→）．

文献

1) Hachamovitch R, et al：Incremental prognostic value of myocardial perfusion single photon emission computed tomography for the prediction of cardiac death：differential stratification for risk of cardiac death and myocardial infarction. Circulation 97：535-543, 1998
2) Boden WE, et al：Optimal medical therapy with or without PCI for stable coronary disease. N Engl J Med 356：1503-1516, 2007

第6章 消化管・急性腹症

鉄則

1. 胃透視で巨大皺襞を見たら、① スキルス胃癌、② 悪性リンパ腫、③ 急性胃炎を考える
2. 下部食道癌では腹腔内リンパ節も要チェック
3. 急性腹症の診断はCTに取って代わられた—診断目的の単純X線は不要!
4. 右下腹部痛では、まず虫垂と憩室をチェック
5. CTは微量のfree airの診断に有用だ
6. 門脈内ガスや腸管壁ガスを見たら腸管壊死を疑う
7. 腸閉塞で、腸管壁の高吸収や造影不良、closed loop、beak sign、whirl sign、dirty fat signを見たら絞扼を疑う
8. 拡張した腸管が塊状にみられたら内ヘルニアを疑う (snake in a bag)
9. 高齢女性の小腸閉塞では閉鎖孔ヘルニア、大腿ヘルニアの可能性を考える
10. 成人の腸重積では先進部の腫瘍を探せ
11. 上腸間膜動静脈の位置が逆転していたり、腸間膜や腸管が周囲に渦巻いていたら中腸軸捻転を考える
12. 急激な腹痛で発症し、SMAの高吸収、smaller SMV signや門脈内ガスがあれば、腸管虚血を考える
13. 魚骨は消化管以外のさまざまな場所に迷入することがある
14. 若い女性の右上腹部痛ではクラミジア感染も疑え
15. 非外傷性の腹腔内出血は、男性では肝細胞癌破裂、女性では婦人科疾患が多い
16. 腹腔内にリング状の濃染を見たら、膿瘍を疑え
17. 大腸の腫瘤は憩室炎のこともある
18. 消化管出血は造影CT動脈相やCTAで血管外漏出を証明できることがある

消化管の画像診断において，CTは，内視鏡と比較すると粘膜面の詳細な情報は得られないが，腫瘍の浸潤やリンパ節転移，臓器の圧排など，壁外あるいは臓器外のさまざまな情報を得ることができる．急性腹症，外傷，異物など，救急の診断においてもCTは非常に有用で，その読影に習熟する必要がある．多くのサインが提唱されており，診断の参考となる．

鉄則 1　胃透視で巨大皺襞を見たら，① スキルス胃癌，② 悪性リンパ腫，③ 急性胃炎を考える

- 胃透視で胃の病変を診断する機会はずいぶん減ったが，今でも検診などでは行われていることもあり，胃の巨大皺襞を目にすることがある．また，CTでも胃壁の著明な肥厚を見ることがある．
- **巨大皺襞**を見た場合の鑑別としては，びまん浸潤型胃癌（いわゆるスキルス胃癌）が重要である．
- 他の鑑別疾患として良性では **Ménétrier 病** があり蛋白漏出性胃腸症を合併することが多く，肥厚した胃壁が軟らかい点がスキルス胃癌との鑑別点である．
- 悪性では巨大皺襞型の**悪性リンパ腫**（図6-1）が鑑別に挙げられる．悪性リンパ腫では比較的，胃の伸展性が保たれていることがスキルス胃癌との鑑別点である．内視鏡上，悪性リンパ腫は肥厚した襞の走行が不規則で，また不整な多発潰瘍を伴うことが多いなど，多彩な肉眼所見を呈する．
- その他，巨大皺襞を呈する良性疾患として，皺襞肥大型胃炎，好酸球性胃腸炎，アミロイドーシスなどが挙げられる．
- 内視鏡検査，X線検査などの画像所見だけでなく，臨床所見などを総合的に判断して診断する．

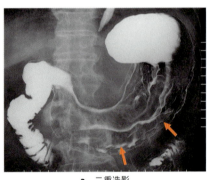
a. 二重造影

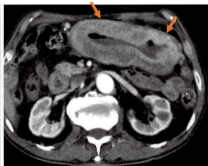
b. CT

図 6-1
胃のびまん性肥厚（悪性リンパ腫）
胃体部に巨大皺襞を認める（→）．CT（b）でも，胃壁の著明な肥厚がみられる（→）．腹腔内リンパ節腫大は明らかではない．

鉄則 2　下部食道癌では腹腔内リンパ節も要チェック

- 食道癌では早期にリンパ節転移が起こる．上部食道癌では頸部リンパ節，下部食道癌では縦隔リンパ節，腹部リンパ節への転移の頻度が高い．
- 特に下部食道癌では横隔膜上の病変であっても，**横隔膜下のリンパ節に転移**がみられることがあり（図6-2），注意が必要．

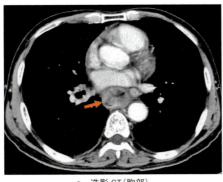
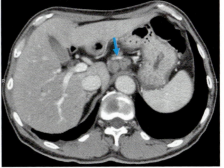

a. 造影 CT（胸部）　　　　　　　　　　　　　b. 造影 CT（腹部）

図 6-2　食道癌，腹腔動脈周囲リンパ節腫大
下部食道に腫瘍を認める（➡）．腹部において腹腔動脈周囲リンパ節腫大もみられる（➡）．

鉄則 3　急性腹症の診断は CT に取って代わられた ―診断目的の単純 X 線は不要！

- 以前は急性腹症の診断に，単純 X 線がルーチン検査として撮像され，さまざまなサインが報告されてきたが，実はあまりはっきりしないことが多い．
- 診断的価値はあまり高いとは言えず，CT の普及したわが国では不要な検査であろう．ガス像を見る点においても CT のスカウト像で十分である．
- 腸閉塞を疑う場合は，閉鎖孔ヘルニアの可能性を考えて，CT では大腿骨頸部が含まれるように撮像する．また，消化管の出血が疑われる場合は CTA として動脈相を撮像する（➡ 126 頁）．
- 読影においては，臓器の病変のみならず，脂肪織の毛羽立ち（**dirty fat sign**）にも注目する（図 6-3）．近傍に責任病変がみられることが多い．

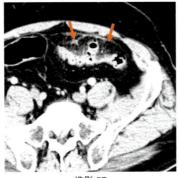

造影 CT

図 6-3　結腸憩室炎
横行結腸に憩室炎がみられ，周囲の脂肪織に毛羽立ち（dirty fat sign）がみられる（➡）．

鉄則 4 右下腹部痛では，まず虫垂と憩室をチェック

- 右下腹部痛で重要な鑑別は**虫垂炎**（図 6-4）と**憩室炎**（図 6-5）であり，成人では超音波より CT の診断能が高い．
- CT の診断においては，まず虫垂の同定が重要である．正常の虫垂が確認されれば，虫垂炎の可能性は低い．虫垂は色々な位置にみられるので，注意が必要（後腹膜や骨盤部，回腸の前後などにみられることもある）．
- 虫垂が穿孔すると虫垂径は正常化し，症状も軽くなるので，要注意．
- 虫垂炎や憩室炎では，周囲および **Douglas 窩**，**横隔膜下に膿瘍**を形成することがある．
- Crohn 病，虫垂粘液腫，腹膜垂炎，卵巣嚢腫茎捻転なども鑑別として挙がる．稀に悪性腫瘍（癌やリンパ腫）の場合もある（図 6-6）．また，盲腸や虫垂の腫瘍に虫垂炎が続発することもある（**続発性虫垂炎**）．

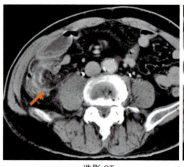
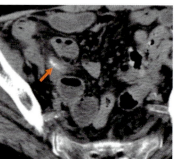

a. 造影 CT　　　　　b. 単純 CT

図 6-4　急性虫垂炎
a. 右下腹部に不整な軟部影を認める（→）．
b. 右骨盤内に高吸収域がみられ（虫垂結石），その周囲に境界不明瞭な軟部影がみられる（→）．

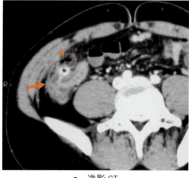
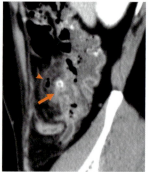

a. 造影 CT　　　　　b. 造影 CT MPR 矢状断

図 6-5　回盲部憩室炎
回盲部に憩室を中心に不整な軟部影を認める（→）．前方に限局性の腸管外の air もみられる（▶）．憩室炎による腫瘤であることがわかる．

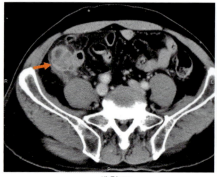
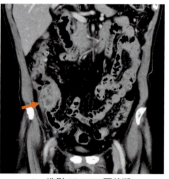

a. 造影 CT　　　　　b. 造影 CT MPR 冠状断

図 6-6　虫垂癌
回盲部に腫瘤を認める（→）．CT 上は虫垂炎や憩室炎との鑑別が困難である．

鉄則 5　CT は微量の free air の診断に有用だ

- 基本的に **free air** は消化管穿孔のサインであり，CT の感度は高い．通常の腹部の条件の画像では見落とすことがあるので，workstation 上で WW と WL を変えて観察することが重要（図 6-7）．
- free air は，基本的に穿孔部付近に多い（上腹部にある場合は上部消化管，下腹部に存在する場合は下部消化管の穿孔が多い）（図 6-8, 9）．
- また，free air は肝前面，腹壁直下に上昇することが多いが，腸間膜に認めることもある（図 6-10）．

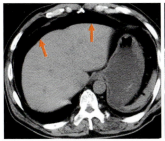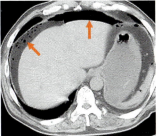

図 6-7　微量な free air の検出
通常の条件（**a**）より，WW を広げたほう（**b**）が脂肪と air の分離が容易となり，air の検出には鋭敏である（➡）．

a．通常の条件（WW/WL＝350/50）　　b．肺野の条件（WW/WL＝600/50）

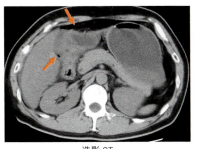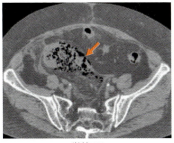

造影 CT　　　　　　　　　　　　　　　単純 CT

図 6-8　急激な腹痛（十二指腸潰瘍穿孔）
右腹壁直下および十二指腸の周囲に free air がみられる（➡）．

図 6-10　腸間膜内の air
S 状結腸間膜内に air bubble を認める（➡）．手術で S 状結腸間膜内への穿通が確認された．

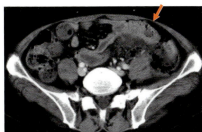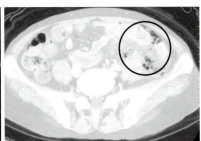

a．造影 CT　　　　　　　　　　　　　　b．造影 CT 肺野条件

図 6-9　関節リウマチでのステロイド使用に合併した下行結腸穿孔
下行結腸近傍に air の集簇を認める（➡，○）．

鉄則 6 門脈内ガスや腸管壁ガスを見たら腸管壊死を疑う

- 腸管の虚血，壊死に伴って門脈や腸管にガスが発生することがある（図6-11）．
- 腸管壊死が原因で，**門脈内ガス**がみられる場合の死亡率は高いため，通常開腹の適応である．
- **非閉塞性腸間膜虚血**（non-occlusive mesenteric ischemia；NOMI）でも門脈内ガスを認めることがある．
- その他，**腸管気腫症**でも門脈内ガスがみられる．15%程度は原因不明で，臓器移植，COPD，ステロイド使用などが誘因と言われている．

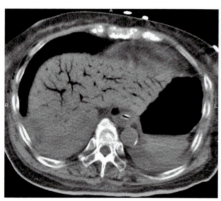
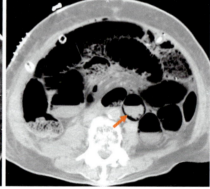

a．単純CT　　　　　　　　　　b．単純CT肺野条件（腹部レベル）

図6-11　汎発性腹膜炎術後の絞扼性イレウス
肝門脈内に樹枝状のガス像を認める．腸管の拡張と腸管壁のガスを認める（→）．

 ## 鉄則 7 腸閉塞で，腸管壁の高吸収や造影不良，closed loop, beak sign, whirl sign, dirty fat sign を見たら絞扼を疑う

- **腸閉塞**で絞扼を起こした場合の予後は不良であり，通常，手術の適応である．
- 次の所見を見た場合は**絞扼**を疑うべきである．
  ① 拡張した小腸がU字型またはC字型の閉鎖腔になる（**closed loop sign**，図6-12）．
  ② 閉塞部近傍に虚脱した小腸と嘴状の狭窄（**beak sign**，図6-13）．
  ③ 腸間膜の捻転を示す whirl sign や脂肪濃度上昇（**dirty fat sign**，図6-14）．
  ④ 腸管壁や腸管の造影効果減弱および欠如，あるいは遅延濃染（高度うっ血）．
- その他，単純CTで高吸収，腸管壁内ガス，門脈内ガスがみられる場合も危険なサインである．CTによる感度は80%程度，特異度は90%程度である[1]．

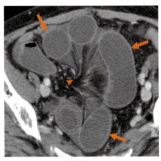 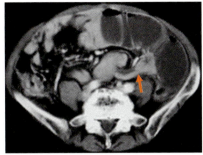 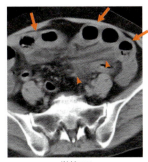

造影CT　　　　　　　　　　　　造影CT　　　　　　　　　　　　単純CT

図 6-12　closed loop sign
拡張した小腸がU字型またはC字型に並んで，閉鎖腔を作っている（→）．腸間膜は一点に集中している（▶）．

図 6-13　beak sign
閉塞部近傍に虚脱した小腸と嘴状の狭窄（beak sign）がみられる（→）．

図 6-14　dirty fat sign
小腸は軽度拡張し，closed loopを作っている（→）．腸間膜の脂肪濃度上昇を認め（▶），絞扼が示唆される．

鉄則8　拡張した腸管が塊状にみられたら内ヘルニアを疑う（snake in a bag）

- **内ヘルニア**は腸管などが腹腔内の陥凹部や腸間膜などの欠損部（異常裂孔）に入り込んだ状態である．
- 発生部位としては，**傍十二指腸ヘルニア**（53％）が最も多く，**傍盲腸ヘルニア**（13％），**S状結腸間膜窩ヘルニア**などがある．壁側腹膜を伸展して進入するのでヘルニア嚢を有する．
- CT上，拡張した腸管ループが特定の部位に袋の中に蛇を入れたような塊状（**snake in a bag**）を呈する（図6-15）．

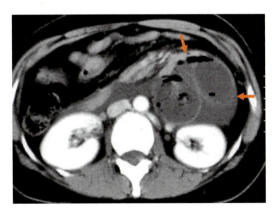

図 6-15　傍十二指腸ヘルニア
拡張した腸管ループが腸間膜と左腎の間に袋の中に蛇を入れたような塊状（snake in a bag）を呈する（→）．

高齢女性の小腸閉塞では閉鎖孔ヘルニア，大腿ヘルニアの可能性を考える

- **閉鎖孔ヘルニア**は閉鎖管を経て，腸管や大網，卵巣などが骨盤外へ逸脱したもので，高齢の経産婦に多い．
- 嵌頓することも多いが，身体所見からはまず診断できないので，CTの意義が高い．
- 閉鎖孔ヘルニアは，画像上，恥骨筋と外閉鎖筋の間にみられ，特徴的である（図6-16）．
- **大腿ヘルニア**は中高年女性に多く，大腿上部前面の皮下（恥骨筋より前面）にみられる（図6-17）．

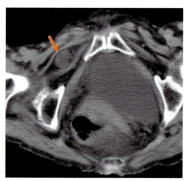

単純CT

図 6-16 閉鎖孔ヘルニア
恥骨筋と外閉鎖筋の間にみられる（➡）．

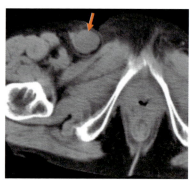

単純CT

図 6-17 大腿ヘルニア
大腿上部前面の皮下（恥骨筋より前面）にみられる（➡）．

 ## 成人の腸重積では先進部の腫瘍を探せ

- **小児の腸重積**はリンパ濾胞が腫大して発症することが多いが，**成人の腸重積**では先進部に腫瘍が存在する場合が多い．
- 浮腫により肥厚した腸管，嵌入腸管の腸間膜脂肪織の低吸収が，同心円状に見える（**target sign**，図6-18）．腫瘍が同定可能なことも少なくない．

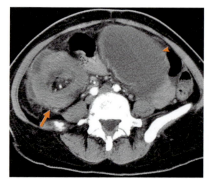

造影CT

図 6-18 大腸癌による腸重積
回盲部において中心に脂肪を含んだ同心円状の肥厚した腸管（target sign）を認める（➡）．中枢側の回腸の拡張もみられる（▶）．

鉄則 11 上腸間膜動静脈の位置が逆転していたり，腸間膜や腸管が周囲に渦巻いていたら中腸軸捻転を考える

- **腸回転異常症**では**中腸軸捻転**や**Ladd靱帯**による圧迫によって消化管閉塞をきたす．多くは新生児期に発症．
- 乳幼児期以降の発症例では，一般に症状が軽く反復性のことが多い．成人例は稀だが，腸回転異常の程度によって捻転の程度はさまざまであり，解除と捻転を繰り返している．
- 非特異的な症状を繰り返す例では，腸回転異常がないかを疑う必要がある．
- 画像所見では，上腸間膜動静脈の左右の位置の逆転や，中腸軸捻転合併例における上腸間膜動静脈が渦巻き状の走行を呈する像（**whirl sign**）が特徴的である（図6-19）．
- 診断確定には，上部消化管造影が必須で，腸回転異常症では十二指腸係蹄が形成されずにそのまま下行し，空腸に移行する所見が認められる．

拡張したS状結腸が腹腔全体を占めていたら，S状結腸捻転症を考える

- S状結腸間膜は長く，腸間膜付着部が短いため，後天的要因も加わって高齢者に多い．
- 単純X線では，拡張したS状結腸がループを形成して腹腔内全体にみられる（**coffee bean sign**）（図6-20）．
- CTでも拡張したS状結腸とともに**beak sign**や**whirl sign**がみられる．

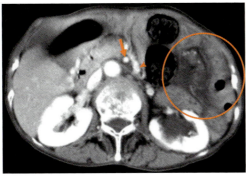
a．造影CT

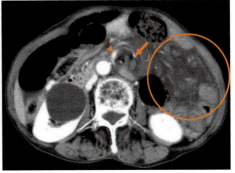
b．造影CT（やや足側）

図 6-19　中腸軸捻転
時計軸方向のwhirl signを認め，SMA（➡）とSMV（▶）の位置が左右逆転している．SMA分枝や腸管の増強効果は不良である（◯）．

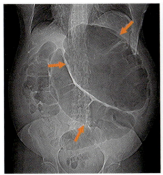
a．単純X線

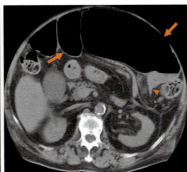
b．単純CT

図 6-20　S状結腸捻転症
単純X線（a）では拡張したS状結腸が腹部全体を占める（coffee bean sign：➡）．CT（b）ではS状結腸のみの拡張を認める（➡）．捻転に伴ってbeak sign（▶）もみられる．

鉄則 12 急激な腹痛で発症し，SMAの高吸収，smaller SMV signや門脈内ガスがあれば，腸管虚血を考える

- 急性の腸管および腸間膜虚血は，① **腸間膜動脈塞栓**，② **腸間膜動脈血栓**，③ **上腸間膜静脈血栓**でみられる．
  ①は心疾患に続発することが多く，発症は急であるが，起始部よりやや末梢にみられることが多い．
  ②は発症はやや緩徐であるが，起始部より病変がみられ，広い範囲の腸管が壊死に陥り，予後不良である．
  ③は他の基礎疾患に続発することが多く，亜急性の経過をたどる．
- 明らかな血管の閉塞がみられずに腸管影を認めることがあり，**非閉塞性腸間膜虚血**（**NOMI**）と呼ばれる．これは全身の循環血液量低下に伴う上腸間膜動脈（superior mesenteric artery；SMA）のスパズムが原因と考えられる．
- CTでは新鮮血栓は単純CTで高吸収としてみられ，造影することで陰影欠損が証明される．また，動脈の塞栓や血栓部は拡張するのに対して，腸管血流低下に伴って上腸間膜静脈（superior mesenteric vein；SMV）の径が減少する（SMVの径がSMAより小さい[†]）ことがあり（**smaller SMV sign**，図6-21，22），腸管虚血を見つけるきっかけとなる．

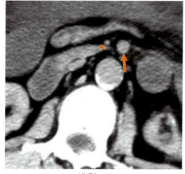

造影CT

図6-21 上腸間膜動脈塞栓症
SMA（→）に比して，SMV（▶）の径が小さい（smaller SMV sign）．

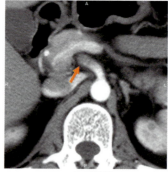

a. CT動脈相

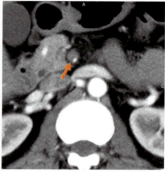

b. CT（より足側）

図6-22 上腸間膜動脈血栓症
SMAは拡張し，起始部より末梢に陰影欠損を認める（→）．

[†]：通常はSMVの径＞SMAの径．

鉄則 13　魚骨は消化管以外のさまざまな場所に迷入することがある

- **魚骨**は消化管を穿孔し，さまざまな部位に迷入することがある．側頸部が多いが，膵周囲や肝臓，膀胱などの部位に迷入し，膿瘍を形成することもある．
- 注意深く観察すれば，高吸収の魚骨が見つかる（**図 6-23, 24**）．虫垂炎の原因となることもある．
- 一方，異物によっては吸収値が低く，わかりにくいことがあるので，注意が必要．

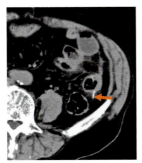

単純CT

図 6-23　魚骨によるS状結腸穿孔
S状結腸に壁肥厚と周囲脂肪織の濃度上昇，壁を貫通する線状高吸収域がみられる（→）．

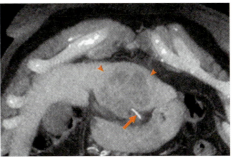

造影CT 冠状断

図 6-24　魚骨による肝膿瘍
消化管から脱出した魚骨が肝臓に刺さり（→），膿瘍を形成している（▶）．

 ## 鉄則 14　若い女性の右上腹部痛ではクラミジア感染も疑え

- 若い女性で右季肋部痛を呈する場合，**Fitz-Hugh-Curtis 症候群**のことがある．臨床的には急性胆囊炎と間違われることが多い．
- Fitz-Hugh-Curtis 症候群は骨盤腹膜炎（**クラミジア**が原因のことが多い）の上行感染による肝周囲炎で，下腹部痛や帯下などの症状の3〜10日後に突然右季肋部痛が出現する．
- 腹腔鏡では肝表面と周辺臓器との線維性癒着（**violin string adhesion**）が観察される．
- 造影CTで**肝被膜の濃染**がみられる（**図 6-25**）．

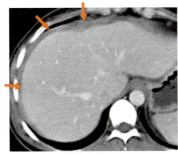

造影CT

図 6-25　Fitz-Hugh-Curtis 症候群
肝表面に腹水より吸収値の高い低吸収域（肝被膜の軽度の濃染）を認める（→）．

鉄則 15 非外傷性の腹腔内出血は, 男性では肝細胞癌破裂, 女性では婦人科疾患が多い

- 腹腔内出血は, 頻度としては外傷性が最も高いが, 非外傷性では急性腹症で発症することもある.
- 男性では腫瘍, 特に**肝細胞癌の破裂**(図 6-26)によることが多く, その他, 肝腺腫や血管肉腫の破裂でもみられる.
- 一方, 女性では異所性妊娠や卵巣出血などの婦人科疾患が原因の場合が多い.

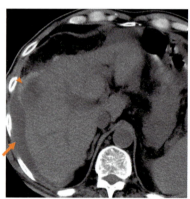
a. 単純 CT(上腹部)

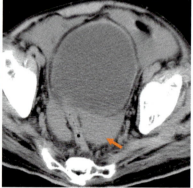
b. 単純 CT(骨盤部)

図 6-26 肝細胞癌破裂
上腹部(**a**)では, 肝臓の周囲にやや吸収値の高い腹水を認める(➡). また, 肝表面に腫瘤を認め, この腫瘤の破裂が疑われる(▶). 骨盤部(**b**)では, Douglas 窩に吸収値の高い腹水がみられる(➡).

 鉄則 16 腹腔内にリング状の濃染を見たら, 膿瘍を疑え

- 腹部外傷や腹部手術後, また虫垂炎, 憩室炎, Crohn 病, 膵炎, 骨盤内炎症性疾患(pelvic inflammatory disease ; PID)の既往がある患者で腹痛と発熱がみられる場合は, **腹腔内膿瘍**の可能性を考える必要がある.
- 最も分離頻度の高い起炎菌は, **好気性グラム陰性桿菌**(大腸菌および *Klebsiella*)と**嫌気性菌**(特に *Bacteroides fragilis*)である.
- CT では中心部が低吸収の軟部影を認める. 造影すると膿瘍壁が濃染され, リング状を呈し, 診断が容易となる(図 6-27).
- 内部に air を認めることもある(図 6-28).
- また DWI では, 膿瘍は著明な高信号を呈する(図 6-29).

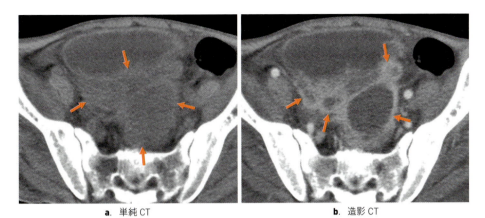

図 6-27　食道胃接合部癌術後の骨盤内膿瘍
単純CT(**a**)でDouglas窩に中心部がやや低吸収の軟部影を認める(➡)．造影(**b**)すると多発性にリング状の増強効果がみられる(➡)．

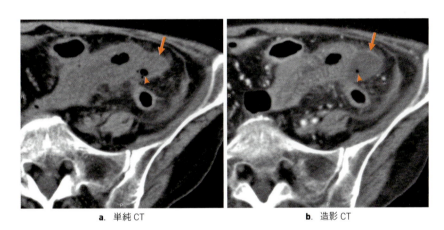

図 6-28　小腸穿孔に伴う膿瘍形成
小腸の外側にリング状に増強される軟部影を認める(➡)．内部にairもみられる(▶)．

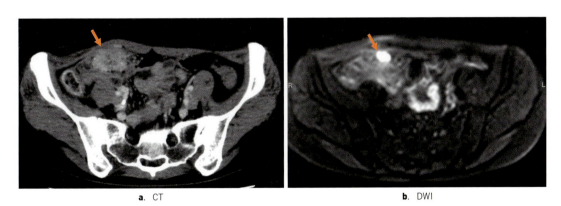

図 6-29　回盲部の憩室炎後の膿瘍
回盲部に軟部影を認める(➡)．膿瘍腔の膿汁はDWI(**b**)で著明な高信号を呈する．

鉄則 17　大腸の腫瘤は憩室炎のこともある

- **憩室炎**は憩室の入口部が糞石，食物残渣，炎症などで閉塞し，憩室内圧が上昇し，微小穿孔によって周囲に炎症を起こした状態である．
- 大腸壁の肥厚を認め，時に腫瘤を形成する．大腸癌によって腸閉塞や大腸炎が起こり，急性腹症で発症することもある．
- CT 上，大腸癌との鑑別が問題となるが，憩室炎では病変の範囲が広く，憩室を有し，壁の層状構造が保たれている（図 6-30）．
- その他，Crohn 病などの炎症性腸疾患や感染性腸炎，腹膜垂炎なども鑑別に挙がるが，臨床症状や病変の分布，憩室の有無を確認することが重要．

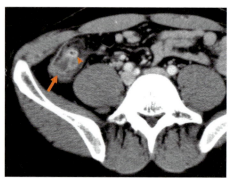

造影 CT

図 6-30　大腸憩室炎
上行結腸に腫瘤を認めるが（→），憩室を有し（▶），壁の層構造も保たれている．

 ## 鉄則 18　消化管出血は造影 CT 動脈相や CTA で血管外漏出を証明できることがある

- 動脈相 CT や CTA でみられる血管外漏出は，活動性の出血を示す直接所見で，出血部位を同定するうえで特異性が高い（図 6-31）．
- 一般的には **0.5 mL/分** の出血があれば同定可能とされ，大腸憩室出血例の 50% 程度に血管外漏出がみられる[2]．しかし，出血が緩徐な場合や動脈性の出血がみられない場合には，血管外漏出はみられない．そのため，緊急で経カテーテル動脈塞栓術（transcatheter arterial embolization；TAE）による止血を行う場合の術前検査としては有用であろう．慢性的な出血のために内視鏡で出血部位が同定できない場合は，**出血シンチグラフィ** が有用なこともある．

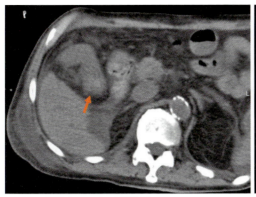
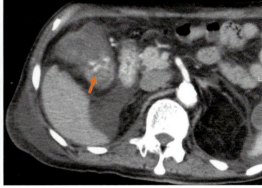

a. 単純CT   b. 造影CT動脈相

図 6-31 心臓手術後の消化管出血
結腸肝弯曲部の内腔に軽度の高吸収を認める(➡). 動脈相(b)で血管外漏出像を認め(➡), 活動性消化管出血と考えられる.

文献

1) Mallo RD, et al : Computed tomography diagnosis of ischemia and complete obstruction in small bowel obstruction : a systematic review. J Gastrointest Surg 9 : 690-694, 2005
2) Laing CJ1, et al : Acute gastrointestinal bleeding : emerging role of multidetector CT angiography and review of current imaging techniques. Radio Graphics 27 : 1055-1070, 2007

第7章 肝胆膵

鉄則

■肝

1. 肝胆膵ではダイナミックCTの理解が重要だ
2. 肝に囊胞以外の腫瘤を見たら，①肝細胞癌，②肝転移，③肝血管腫の可能性を考えろ
3. CTは肝転移の診断が苦手だ―EOB・プリモビストを使うべし！
4. EOB・プリモビストでは血管腫の診断が難しいことがある
5. 多血性の肝腫瘤を見たら，①肝細胞癌，②血管腫，③限局性結節性過形成を考える
6. リング状に濃染する肝腫瘤を見たら，①転移，②肝内胆管細胞癌，③膿瘍を考える
7. 平衡相で遷延性の濃染を認めたら線維成分の多い腫瘍を疑え
8. nodule-in-nodule は進行肝細胞癌のサイン
9. 肝腫瘍がはっきりしないのに門脈内欠損像を見たら，びまん性の肝細胞癌を疑え
10. 肝細胞癌患者の急激な腹水貯留を見たら，腫瘍破裂を考える
11. 動脈相で楔状の肝臓の濃染を見たら，APシャントや門脈血栓を疑う
12. 脂肪を含む肝腫瘤を見たら，①高分化肝細胞癌，②血管筋脂肪腫，③限局性脂肪肝を考える
13. 脂肪肝の中の健常部が腫瘤様に見えることがある

■胆道系

14. CTは尿管結石は得意だが胆石は苦手だ
15. 胆囊壁の肥厚を見たら，胆囊癌，胆囊炎，胆囊腺筋腫症，浮腫性肥厚を考える
16. 腫大した胆囊と壁肥厚を見たら，急性胆囊炎や胆囊捻転を疑え
17. 閉塞性黄疸を見たら，原因として①結石，②腫瘍，③炎症を鑑別

■膵

18. 膵管の限局性拡張を見たら，膵癌の可能性を考える
19. 乏血性膵腫瘤を見たら膵癌以外に腫瘤形成性膵炎の可能性も考える
20. 多血性膵腫瘤を見たら，①NET，②腎癌の膵転移，③膵内副脾を考える
21. 若年女性の膵腫瘤を見たらSPTを疑え
22. 膵の囊胞の診断では漿液性囊胞腺腫がクセモノだ
23. IPMNでは悪性の合併を評価する
24. 膵癌が疑われたら手術ができるかどうかの判断が重要だ

肝胆膵の画像診断は，ダイナミックCTが基本である．MRIは肝腫瘍においては，脂肪の存在や拡散の程度の評価などにおける質的診断として役立つ．また，肝特異的な造影剤であるEOB・プリモビストを使うことで，病変の検出において役立つことも少なくない．一方，MRCPやMRIが膵胆道系の診断に有用と考えている人も多いが，癌の診断においてはそれほど付加情報が得られないことが多い．これはMRIの空間分解能が低く，腹腔内では脂肪の化学シフトがみられ，微細な評価が困難となるためである．

　基本的に膵胆道系の微細診断は，薄いスライスのダイナミックCTで行うべきである．肝転移の診断ではEOB・プリモビストによるMRIを重視すべきである．一方，嚢胞性病変については，MRIの描出能はCTを圧倒する．また，DWIは膵癌などの腫瘍性病変の進展範囲の評価に役立つことがある．

肝

鉄則1　肝胆膵ではダイナミックCTの理解が重要だ

- **腹部のダイナミックCT**では，100〜150 mLの造影剤を30秒程度（3〜5 mL/秒の注入速度）で投与後，複数回撮像する．
- 一般に急速に静注された造影剤は，投与開始後30〜40秒前後で腹部の動脈に到達するが，この時期は造影剤が主に動脈内に存在し，**動脈相**と呼ばれる．遅れて肝実質が最も強く造影される**門脈相**に移行する．肝実質の造影効果は投与開始から約70秒（3 mL/kgで投与）でピークとなる．その後（造影開始から200秒前後），血管内と細胞外液中の造影剤濃度が平衡状態となり，腎から造影剤が排泄されるまで10分以上持続し，**平衡相**と呼ばれる（図7-1）．

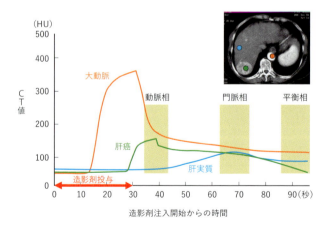

図7-1　CTでの造影剤投与後の時間濃度曲線
造影剤を30秒静脈内投与したときの大動脈，肝実質，多血性肝癌の時間濃度曲線．肝ダイナミックCTでは，造影剤注入開始から35秒前後の動脈相，70秒前後の門脈相，90〜120秒以降の平衡相の3相を撮像することが多い．肝細胞癌などの多血性腫瘍は動脈相より遅れて濃染されるが，肝実質の濃染は始まっていないため，周囲より高吸収となる．平衡相では周囲より低吸収となり，washoutとして観察される．一方，転移性腫瘍などの乏血性の腫瘍は肝臓が濃染される門脈相で最も腫瘍と肝臓のコントラストが大きくなる．

- **肝臓の濃染のタイミングは膵臓や消化管よりも遅い**．これは膵臓や消化管などの腹部臓器は肝動脈から栄養されるのに対して，肝臓は主に門脈から栄養されるためである．
- 肝細胞癌は一般に多血性であり，肝実質より先に濃染されるため，ダイナミックCTによって動脈相で濃染される．門脈相では腫瘍の濃染と肝実質の濃染が同程度となって腫瘍が見えなくなってしまうことがあり，注意が必要（図7-2）．平衡相では周囲より低吸収となる（**washout**）．
- 動脈相では膵臓の濃染が非常に目立つことがあるが（図7-3），特に病的なことではない．

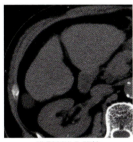 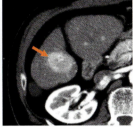 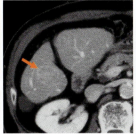 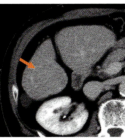

造影剤注入開始　　動脈相（35秒）　　門脈相（70秒）　　平衡相（180秒）

図 7-2　肝臓のダイナミックCT
肝細胞癌は多血性であり，肝実質より先に濃染されるため，動脈相で濃染される（➡）．門脈相では腫瘍の濃染と肝実質の濃染が同程度となって腫瘍が見えなくなってしまうことがある（➡）．平衡相では周囲よりやや低吸収となる（➡，washout）．

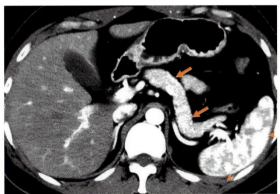

造影CT

図 7-3　膵臓の濃染
膵臓（➡）や脾臓（▶）は動脈支配のため，動脈相で門脈優位の肝臓よりも濃染する．

鉄則 2 　肝に囊胞以外の腫瘤を見たら，①肝細胞癌，②肝転移，③肝血管腫の可能性を考えろ

- 日常臨床では頻度の高い疾患を最初に考えて，鑑別を進めていくのが鉄則である．肝囊胞を除くと，この3つの疾患（① 肝細胞癌，② 肝転移，③ 肝血管腫）でおそらく日常臨床の 90% を占めると言っても過言ではない．これらの疾患の典型的な画像所見を押さえることが重要である（図 7-4）．

特に血管腫かその他の悪性腫瘍かを鑑別

- 3疾患のうち，前2者は悪性で，治療を要する腫瘍だが，肝血管腫は良性であり，通常は何もしなくてもよい．その意味では肝血管腫を確実に診断できることは重要である．
- いずれの腫瘍も典型例での診断は容易であるが，なかには紛らわしいものもある．小さな血管腫は動脈相で，腫瘍全体が濃染され，肝細胞癌と間違えられかねないが，濃染部の吸収値（信号強度）は血管と同程度である（図 7-5）．また，巨大血管腫では，変性や出血，血栓，石灰化により所見が多彩である（図 7-6）．

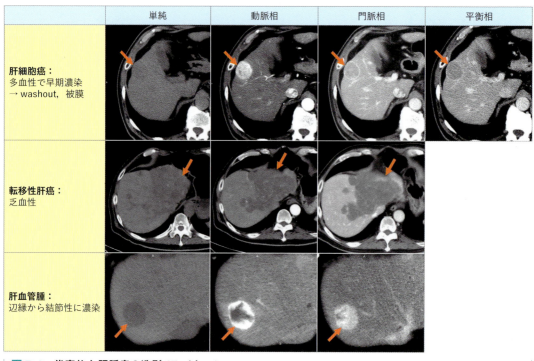

図 7-4　代表的な肝腫瘍の造影 CT パターン

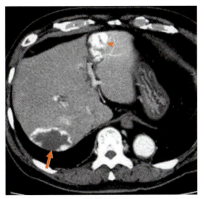

造影 CT

図 7-5　小さな血管腫とやや大きな血管腫

ある程度の大きさの血管腫は辺縁から増強されるが（➡），小さな血管腫は動脈相において腫瘍全体が濃染される（▶）．しかし，濃染部の吸収値（信号強度）は血管系と同程度であり，肝細胞癌の濃染より強い．

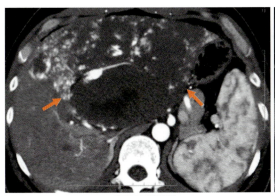

a．造影 CT 動脈相

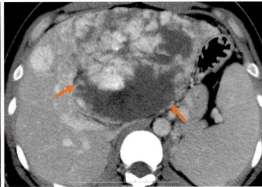

b．造影 CT 門脈相

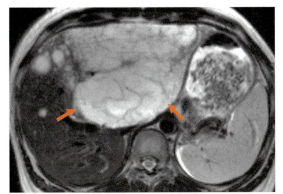

c．T2WI

図 7-6　巨大血管腫

巨大血管腫（➡）では変性や出血，血栓，石灰化により所見が多彩である．

鉄則3 CTは肝転移の診断が苦手だ ─EOB・プリモビストを使うべし！

- 肝腫瘍の診断には造影CTが用いられることが多いが，実は造影CTは肝転移の診断が苦手である．
- CTで使う造影剤は細胞外液性の造影剤であり（→9頁），線維成分の多い転移性腫瘍では細胞外液に徐々に造影剤が滲み出していき，時間とともに腫瘍が濃染してしまう．そのため，造影剤によって濃染する肝実質とのコントラストが小さくなってしまうためである（図7-7）．
- 一方，転移性腫瘍には肝細胞の成分がないことから，MRIの造影剤である**EOB・プリモビスト**では腫瘍はほとんど染まらないため，腫瘍と肝実質の高いコントラストが得られる（図7-8）．そのため，小さな腫瘍でも診断可能である．
- 特に，膵癌では早期に肝転移をきたすが，小さな転移が多く，CTでの診断は困難．手術が予定されている膵癌患者では，必ずEOB・プリモビストの造影MRIをすべきである（図7-9）．

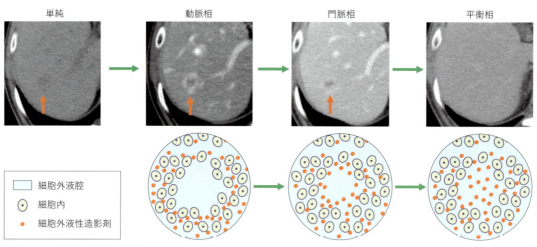

図 7-7　転移性腫瘍における造影剤の拡散
転移性腫瘍では細胞外液性の造影剤は辺縁から細胞間質に滲みわたっていき，平衡相においては周囲肝臓とほぼ等吸収となり，腫瘍は見えなくなる．

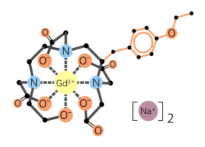

図 7-8　EOB・プリモビスト（Gd-EOB-DTPA）
Gd-DTPA に脂溶性の側鎖である EOB 基が付加され，50％は肝臓を経て胆道へ排泄，50％は腎臓から排泄される．肝臓を通る段階で肝実質が T1WI で白く描出される．

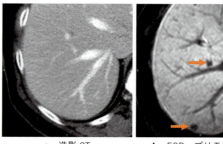

a. 造影CT　　b. EOB・プリモビスト

図 7-9　膵癌患者でのCTとEOB・プリモビスト
CTでは小さな転移は軽度濃染され，周囲肝臓と等吸収となり診断困難であるが，EOB・プリモビストでは腫瘍の濃染がみられないため，小さな転移でも診断可能である（→）．

鉄則 4　EOB・プリモビストでは血管腫の診断が難しいことがある

- 肝臓癌，転移性肝癌の診断において EOB・プリモビストの診断能は非常に高いため，肝臓の造影 MRI 検査では，専ら EOB・プリモビストが用いられる．
- ところが EOB・プリモビストの肝細胞相では肝血管腫は低信号となるため，他の腫瘍との鑑別が問題となる．
- 肝細胞相の所見だけではなく，① ダイナミック MRI での fill-in の所見（図 7-10），② T2WI で血管腫は著明高信号になること，③ DWI で ADC の低下がみられないこと（血管腫の ADC は 1.8 以上，転移はおおむね 1 未満）なども加味すれば診断に迷うことはない．

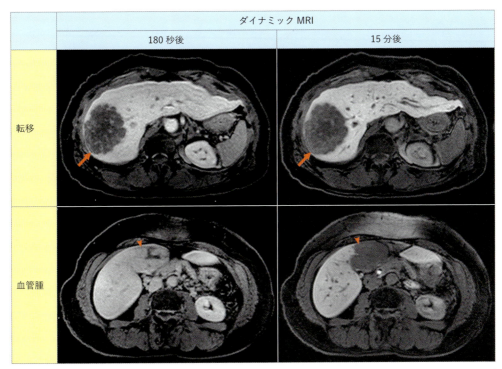

図 7-10　EOB・プリモビストにおける血管腫と転移の鑑別
肝右葉は転移（→），肝左葉内側区は血管腫（▶）である．肝細胞相（15 分後）のみでは両者は鑑別困難であるが，ダイナミック MRI の 180 秒後では転移は辺縁のみ，血管腫は fill-in がみられ，鑑別可能である．

鉄則5 多血性の肝腫瘍を見たら，①肝細胞癌，②血管腫，③限局性結節性過形成を考える

- 多血性の腫瘍としては肝細胞癌が有名であるが，血管腫も径の小さなものは腫瘍全体が濃染して，肝細胞癌と紛らわしいことがある(➡ 132 頁)．また**限局性結節性過形成(focal nodular hyperplasia；FNH)** も比較的頻度の高い多血性の腫瘍である．この 3 つで 90% 以上の症例がカバーされる(図 7-11)．
- その他，多血性の転移性腫瘍〔腎細胞癌，神経内分泌腫瘍，褐色細胞腫，悪性黒色腫，消化管間質腫瘍(gastrointestinal stromal tumor；GIST)など〕をはじめ，多血性腫瘍を見た場合，表 7-1 の疾患も鑑別のリストに入れておこう．また，肝硬変の患者などでは**偽病変**にも要注意(➡ 142 頁)．
- 一方，肝細胞癌のなかには**染まりが悪い**もの(小肝細胞癌や低分化肝細胞癌など)もあるので，注意が必要．

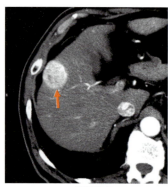
a．肝細胞癌

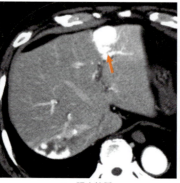
b．肝血管腫

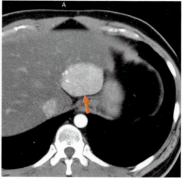
c．FNH

図 7-11　多血性肝腫瘍
造影 CT．いずれの腫瘍も，腫瘍全体が動脈相で濃染されている．

表 7-1　主な多血性腫瘍の鑑別

	肝細胞癌	肝血管腫	FNH	肝腺腫	多血性転移[†]
ダイナミック CT 平衡相	washout	濃染持続	周囲肝と同程度	さまざま	多くは軽度濃染
T2WI 信号強度	+	+++	+	+	++
EOB・プリモビスト	多くは低信号(時に高信号)	多くは低信号	多くは高信号	多くは低信号(時に高信号)	低信号

[†]：腎細胞癌，神経内分泌腫瘍，褐色細胞腫，悪性黒色腫，GIST など

COLUMN

FNHと肝細胞癌はEOB・プリモビストを取り込むことがある

　EOB・プリモビストは肝細胞によって取り込まれ，胆道系に排泄されるユニークな造影剤である（➡134頁）．肝細胞への取り込みはOATP8が司っている．

　通常の腫瘍には肝細胞の成分はないため，造影剤が取り込まれることはないが，一部の肝細胞癌では肝細胞としての性質を有し，造影剤の取り込みを認めることがある（図7-12a, b）．

　また，FNHも真の腫瘍ではなく，肝細胞の過形成と言われているため，肝細胞の機能を有していることが多い．約90％の症例でOATP8が発現しており，均等，不均等あるいはリング状にEOB・プリモビストの取り込みを認める（図7-12c）．

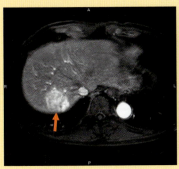 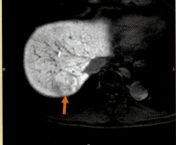 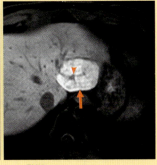

a. 肝細胞癌
（ダイナミックMRI動脈相）

b. 肝細胞癌
（ダイナミックMRI肝細胞相）

c. FNH
（ダイナミックMRI肝細胞相）

図7-12　EOB・プリモビストの取り込み
多血性の肝細胞癌（a, b）であるが，EOB・プリモビストの取り込みを認める（➡）．また，FNH（c）においては周囲肝実質より取り込みは強い（➡）．中心瘢痕もみられる（▶）．

鉄則6　リング状に濃染する肝腫瘤を見たら，①転移，②肝内胆管細胞癌，③膿瘍を考える

- CTやMRIで**リング状に濃染**する肝腫瘤で最も頻度が高い疾患は**肝転移**である．多くの場合において，肝転移は血流が乏しく，腫瘍辺縁がリング状に濃染する（図7-13a）．

- **肝内胆管細胞癌**は転移と画像上，鑑別が困難であるが，他に原発巣がなく，肝内胆管拡張を伴う場合は強く疑う（図7-13b）．

- **肝膿瘍**は手術などの病歴がない場合はわが国では比較的稀であるが，リング状の濃染を呈する（図7-13c）．特に区域性に濃染や集簇している場合は膿瘍を疑う．膿瘍では，DWIで，内部の乏血性の部分に強い拡散制限がみられる（➡15頁）．

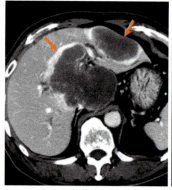 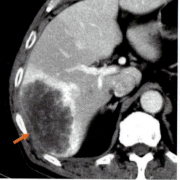 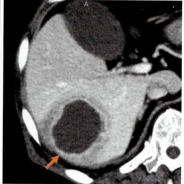

a．転移性腫瘍　　**b．肝内胆管細胞癌**　　**c．肝膿瘍**

図 7-13　リング状濃染
造影 CT 門脈相．いずれの腫瘍もリング状の濃染を認める（→）．転移性腫瘍（a）および肝内胆管細胞癌（b）は乏血性腫瘍で，内部に軽度の増強効果を認める．肝膿瘍（c）は辺縁が層構造を呈している．

鉄則7　平衡相で遷延性の濃染を認めたら線維成分の多い腫瘍を疑え

- ヨード系の CT 造影剤や Gd キレート剤などの**細胞外液性の造影剤**は細胞外液に非特異的に分布する造影剤である（→ 9 頁）．このため，平衡相において造影剤は間質に滲みこんでいく．特に**線維成分の多い腫瘍**（大腸癌の転移，胆管細胞癌，硬化性の肝細胞癌，混合型肝細胞癌，硬化型血管腫など）では，平衡相において腫瘍の中心部に**遷延性濃染**がみられる（**図 7-14**）．
- 線維化の強い腫瘍では肝表面に陥凹がみられることが多い（**図 7-15**）．

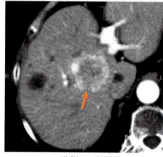 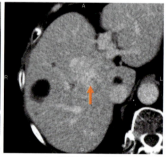

a．造影 CT 動脈相　　**b．造影 CT 平衡相**　　　　　**造影 CT 平衡相**

図 7-14　遷延性濃染
胆管細胞癌．動脈相（a）では辺縁にリング状の濃染を認め（→），平衡相（b）では中央部に遷延性の濃染がみられる（→）．

図 7-15　肝表面の陥凹
硬化型肝細胞癌．中心部に遷延性の濃染を認める（→）．また，肝表面に陥凹がみられる（→）．

鉄則 8 nodule-in-nodule は進行肝細胞癌のサイン

- 多くの肝細胞癌は前癌状態の**再生結節**から，**異型結節**を経て，肝細胞癌に至る**多段階発癌**を示す（図7-16）．
- 前癌病変の癌化を早期に捉えるために，6か月〜1年間隔のフォローアップが推奨され，腫瘍の増大や多血性結節（**hypervascular foci**）の出現に留意する．
- 早期肝細胞癌の内部に脱分化が起こり，分化度の低い癌組織（多血性結節の部分）が出現したときは**結節内結節像**（**nodule-in-nodule appearance**）を呈する（図7-17）．

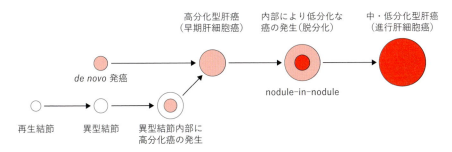

図 7-16　肝細胞癌の多段階発癌モデル
癌になる前の段階（異型結節）や既存の構造を置き換えるように増生する癌（早期肝細胞癌）からnodule-in-nodule（早期肝細胞癌から進行肝細胞癌に移行しつつある状態）を経て進行肝細胞癌となっていく．一部の癌はいきなり癌化する（de novo 発癌）．

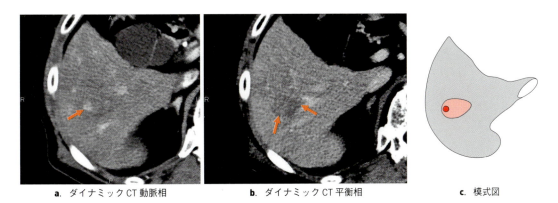

a．ダイナミックCT 動脈相　　b．ダイナミックCT 平衡相　　c．模式図

図 7-17　nodule-in-nodule
動脈相（**a**）では腫瘍の一部のみ濃染がみられ（➡），平衡相（**b**）では，腫瘍全体は，他の周囲肝実質よりも低吸収を呈する（➡）．いわゆる nodule-in-nodule パターンであり，進行性肝細胞癌のサインである．

鉄則9 肝腫瘍がはっきりしないのに門脈内欠損像を見たら，びまん性の肝細胞癌を疑え

- 多くの肝細胞癌は結節状・塊状で，明瞭な腫瘤として認められるが，時に腫瘍の存在がはっきりせず，肝内にびまん性に広がることがあり，うっかりしていると見落とすこともある．
- 特に重症の肝硬変で，肝実質の濃染が不均一な場合，びまん性の腫瘍か，重症の肝硬変か迷うことがある．
- **びまん性の肝細胞癌**では，門脈内に腫瘍が進展し，腫瘍栓やAPシャントを合併することが多い（図7-18）．
- また，このようなびまん性の肝細胞癌ではAFP値も異常高値のことも多い．

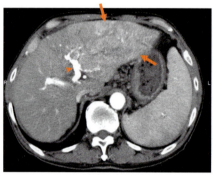

a．造影CT動脈相

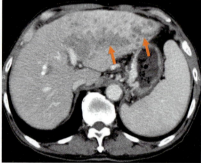

b．造影CT門脈相

図7-18　びまん性肝細胞癌
動脈相（**a**）では肝左葉の不整な濃染を認める（→）．門脈の早期描出がみられ（▶），APシャントの存在が示唆される．門脈相（**b**）では門脈の走行に一致して低吸収域を認め（→），腫瘍栓が疑われる．

 鉄則10 肝細胞癌患者の急激な腹水貯留を見たら，腫瘍破裂を考える

- **肝細胞癌の破裂**は，肝細胞癌患者の3〜15％程度にみられる．終末期だけでなく，それほど腫瘍が大きくなくても肝表面の腫瘍では破裂することがあり，急性腹症として発症することがある．
- 症状としては，突然の腹痛，腹部膨満，血圧低下が三徴である．
- CTでは肝表面に腫瘤を認め，その周囲に血性の腹水を伴っている（図7-19）．動脈相で**血管外漏出**を認めることもあるが，はっきりしないことも多い．血行動態が不安定な場合は緊急TAEが行われる．

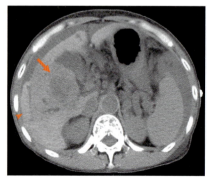

a．単純CT

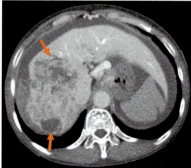

b．造影CT

図7-19　腫瘍破裂
単純CT（**a**）で肝右葉に低吸収域を認める（→）．また，肝表面には腹水を認め，背側は高吸収を呈し，血腫と考えられ，血性腹水が疑われる（▶）．造影CT（**b**）で肝右葉にびまん性に広がる腫瘍がみられる（→）．

鉄則 11　動脈相で楔状の肝臓の濃染を見たら，APシャントや門脈血栓を疑う

- ダイナミックCTやMRIでは，稀ならず肝実質に非特異的な濃染を見ることがある．特に肝硬変の患者で濃染を見る頻度が高く，肝細胞癌かどうかが問題となる．
- 動脈と門脈にシャント（**APシャント**）がみられると，門脈内に造影剤が流入し**肝臓が楔状に濃染**する．また，門脈末梢に血栓が存在しても，門脈血が肝実質に到達しないため，代償性に動脈優位となり動脈相で肝臓が濃染する．
- 肝硬変の患者ではシャントや血栓がさまざまな程度で起こっていると考えられ，肝実質に非特異的な濃染を認めることも少なくない．
- 多くの場合，このような濃染は平衡相では周囲と等吸収となるため，肝細胞癌と鑑別可能である．どうしても鑑別が難しい場合はEOB・プリモビストを行うとよい．多くの場合，シャントや血流異常の部位ではEOB・プリモビストの取り込みがみられる（図7-20）．

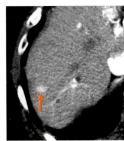 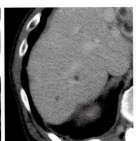 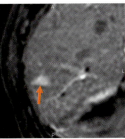 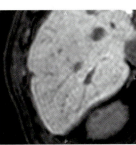

a. 造影CT動脈相　　b. 造影CT平衡相　　c. 造影MRI動脈相　　d. 造影MRI肝細胞相

図7-20　APシャントに伴う楔状濃染
造影CT動脈相（a）および造影MRI動脈相（c）にて，肝右葉肝表面近くに楔状の濃染を認める（➡）．造影CT平衡相（b）および造影MRI肝細胞相（d）において，同部は周囲肝臓と等吸収（等信号）である．

 ## 鉄則 12　脂肪を含む肝腫瘤を見たら，①高分化肝細胞癌，②血管筋脂肪腫，③限局性脂肪肝を考える

- 画像診断において**脂肪の有無**を確認することは，診断の手がかりになることが多い．肝腫瘍においても脂肪の存在は診断の鍵になることがある．CTで脂肪の存在が確定できない場合，**化学シフト画像**（chemical shift imaging）が有用である（➡14頁）．
- 肝腫瘍で脂肪を見た場合，頻度的に高いのは**高分化肝細胞癌**にみられる脂肪である（図7-21）．
- **血管筋脂肪腫**でも腎臓同様，脂肪を認めることがあるが，疾患自体の頻度が低い．また，**限局性脂肪肝**も腫瘤様にみられることがある（図7-22）．

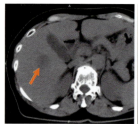 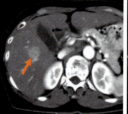 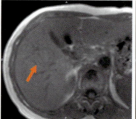 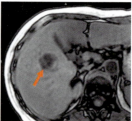

a. 単純 CT　　b. 造影 CT 動脈相　　c. chemical shift imaging in phase　　d. chemical shift imaging opposed phase

図 7-21　脂肪を有する肝細胞癌
単純 CT（**a**）で肝右葉に低吸収域を認める（→）．同部は動脈相（**b**）にて濃染している（→）．in phase（**c**）では高信号を呈するが，opposed phase（**d**）では低信号を呈し（→），脂肪の存在が示唆される．

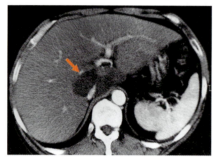 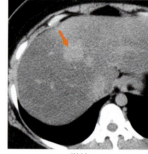 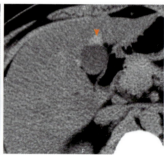

造影 CT 動脈相　　　　　　　　　a. 単純 CT　　　　　　　b. 単純 CT

図 7-22　限局性脂肪肝
限局性の脂肪肝が腫瘤様を呈することがある（→）．

図 7-23　focal spared lesion
脂肪肝の中で脂肪沈着の少ない部分が，周囲より限局性に高吸収を呈し，腫瘤状を呈することがある（→）．胆嚢周囲に多くみられる（▶）．

鉄則 13　脂肪肝の中の健常部が腫瘤様に見えることがある

- 脂肪肝の患者では肝臓への脂肪沈着はびまん性のことが多いが，限局性（図 7-22），不均一，まだら（**まだら脂肪肝**）のこともあり，画像所見は多彩である．
- 時に肝実質内で限局性に脂肪沈着の少ない場所が腫瘤に見えることがあり，**focal spared lesion** と呼ばれる．肝鎌状間膜や静脈管索に接する領域，肝門部，胆嚢床部に多い（図 7-23）．CT では周囲肝実質に対して高吸収，超音波では低エコーとしてみられる．
- このような偽病変には，通常の肝動脈や門脈血流以外の肝流入血管（**third inflow**）が関与している．third inflow の部分に限局性に脂肪沈着を認めることもある．多発結節性の形態を呈したり，脈管周囲被膜下に限局してみられることもある．

胆道系

 鉄則 14 CT は尿管結石は得意だが胆石は苦手だ

- 尿管結石はほとんど CT で描出できるが，胆石で最も多い**コレステロール結石は CT で同定できない**ことも多い（図 7-24）．低吸収のコレステロール成分が他の成分と一緒になってちょうど胆汁と同程度の CT の吸収値となり，CT では全く見えなくなることも少なくない．
- 石灰化像は，胆石例の 10〜30% に認められるにすぎず，CT での検出率は超音波に劣る．したがって，CT で胆石が見えないからといって，胆石は否定できない．

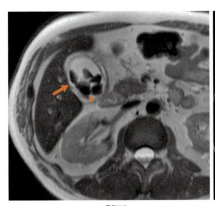 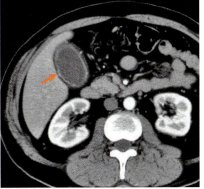

a．T2WI　　　　　　　　　　　　　　b．造影 CT

図 7-24　急性胆囊炎
MRI（**a**）で，胆囊壁の肥厚（➡）および胆囊内に多発性に結石を認める（▶）．造影 CT（**b**）では，胆囊壁の肥厚は明らかであるが（➡），胆石ははっきりしない．

 鉄則 15 胆囊壁の肥厚を見たら，胆囊癌，胆囊炎，胆囊腺筋腫症，浮腫性肥厚を考える

- 胆囊壁の肥厚を認めた場合は**胆囊癌**と**慢性胆囊炎**が鑑別となる．鑑別の決め手はないが，癌のほうが腫瘤が大きかったり，壁不整が目立つことが多い（図 7-25）．胆囊に活動性の炎症があると肝実質に濃染を伴うこともある（図 7-26）．
- また，T2WI によって壁内に囊胞（Rokitansky-Aschoff sinus；RAS）を認めた場合は**胆囊腺筋腫症**を強く疑う（図 7-27）．
- **浮腫性の胆囊壁肥厚**は肝硬変，急性肝炎，低蛋白血症などにおける胆囊周囲のリンパ管内圧の上昇によると考えられ，CT では全周性の均一な低吸収，T2WI での均一な高信号域として描出される（図 7-28）．

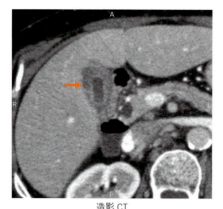

造影 CT

図 7-25 胆嚢癌
胆嚢壁の強い肥厚を認める（➡）．

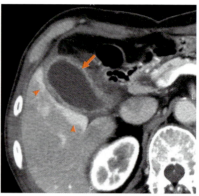

造影 CT

図 7-26 慢性胆嚢炎
胆嚢壁の強い肥厚を認める（➡）．胆嚢周囲の肝実質には濃染もみられる（▶）．

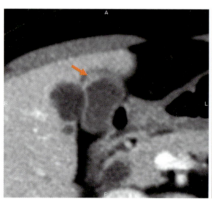

a．造影 CT

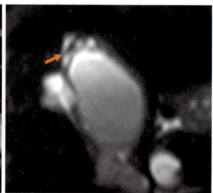

b．T2WI

図 7-27 胆嚢腺筋腫症
造影 CT（a）では，胆嚢底部の肥厚を認める（➡）．T2WI（b）では壁内に多発性に小さな囊胞（RAS）を認める（➡）．

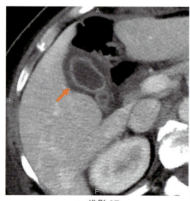

a．造影 CT

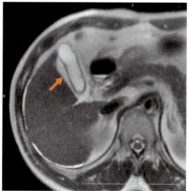

b．T2WI

図 7-28 急性肝炎に伴う浮腫性肥厚
造影 CT（a）では粘膜下に低吸収域を認める（➡）．T2WI（b）では浮腫性肥厚部は高信号を呈する（➡）．

鉄則 16 腫大した胆嚢と壁肥厚を見たら，急性胆嚢炎や胆嚢捻転を疑え

- **急性胆嚢炎**は胆石が胆嚢管に嵌頓し，胆汁うっ滞をベースに感染を合併して起こるが，結石を伴わない無石胆嚢炎も存在する．胆嚢は腫大し，胆嚢壁は浮腫状に肥厚する緊急に治療を要する疾患である．
- 急性胆嚢炎と画像上，鑑別すべき疾患として**胆嚢捻転**がある．胆嚢の壁肥厚や腫大に加えて，胆嚢は偏位し，胆嚢床から離れて存在する（図 7-29）．また，胆嚢壁の造影不良も認める．

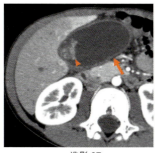
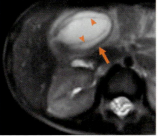

a. 造影 CT　　b. T2WI

図 7-29　胆嚢捻転
胆嚢は腫大し，正中に偏位し，胆嚢頸部は外側を向いている（➡）．造影 CT（**a**）では，胆嚢頸部に粘膜の脱落がみられる（▶）．胆嚢周囲の肝臓には，増強効果もみられる．T2WI（**b**）でみられる低信号の胆嚢粘膜（▶）は，造影 CT では描出されていない．

鉄則 17 閉塞性黄疸を見たら，原因として ①結石，②腫瘍，③炎症を鑑別

- **閉塞性黄疸**の患者では胆道系の拡張がみられる．ドレナージがされていなければ，その中枢側に閉塞の原因があるはずである．原因として重要なものは結石か腫瘍，炎症である．
- CT で高吸収の病変があれば結石の診断は可能（図 7-30）．腫瘍や炎症（**原発性硬化性胆管炎**，**IgG4 関連疾患**など）は軟部影や胆管壁の肥厚として認められる（図 7-31～33）．胆嚢壁の肥厚部は造影剤で軽度濃染されることが多い．画像では，癌か炎症かの鑑別は困難なことが多い．診断は内視鏡的な生検や細胞診で確定できる．

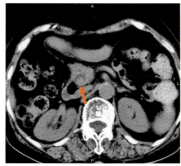
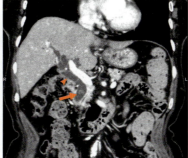
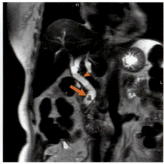

a. 単純 CT　　b. 造影 CT 冠状断　　c. T2WI 冠状断

図 7-30　総胆管結石
膵頭部の総胆管内に軟部影を呈する結石を認める（➡）．造影 CT 冠状断（**b**）でも結石は同定可能であるが（➡），T2WI（**c**）では結石は低信号として明瞭に描出される（➡）．総胆管の拡張（▶）および軽度の肝内胆管拡張もみられる．

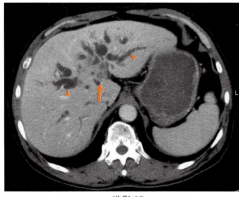

図 7-31　肝門部胆管癌
造影 CT（**a**）では肝門部に腫瘤を認め（→），左右の肝内胆管拡張もみられる（▶）．MRCP（**b**）でも総胆管の狭小化（→），および肝内胆管拡張が明らかである．

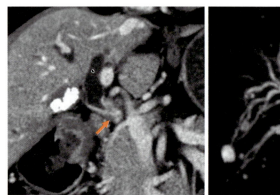 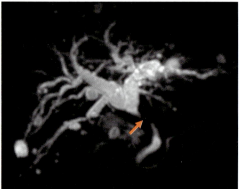

図 7-32　総胆管癌
造影 CT（**a**）では総胆管壁の著明な肥厚を認める（→）．MRCP（**b**）でも総胆管の狭小化（→）および肝内胆管拡張が明らかである．

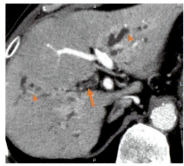 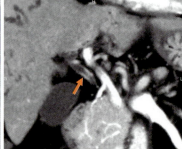 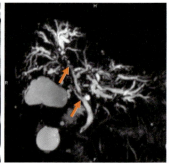

図 7-33　Ig4 関連硬化性胆管炎
造影 CT（**a**, **b**）にて総胆管壁の肥厚を認める（→）．肝内胆管の拡張および胆管壁の増強効果がみられる（▶）．MRCP（**c**）ではびまん性の，胆管壁の不整および末梢肝内胆管の拡張がみられる（→）．

膵

鉄則 18　膵管の限局性拡張を見たら，膵癌の可能性を考える

- **主膵管のびまん性の拡張**は慢性膵炎でも膵頭部癌でもみられる．また，総胆管結石や膵管内乳頭粘液腫瘍（intraductal papillary mucinous neoplasm；IPMN）の主膵管型でみられることもある．
- 一方，超音波やCTで膵管が限局性に拡張していたら，中枢側に癌が潜んでいる可能性を考えて精査すべきである（図7-34）．
- **腫瘤形成性膵炎**でも限局性の膵管拡張はきたしうるが，頻度は癌のほうが高く，また基本的に癌と膵炎の鑑別は困難なことも多い．
- 早期の膵癌は無症状であり，診断が難しいことが多いが，わずかな所見に注意を払う必要がある．

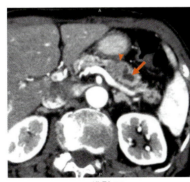
a．造影CT

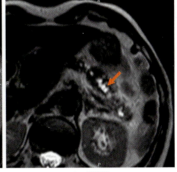
b．T2WI

図7-34　膵体部癌
造影CT（**a**）では膵体尾部の膵管の拡張を認め（→），その中枢側に乏血性の腫瘤が存在する（▶）．T2WI（**b**）では膵管の拡張は明らかであるが（→），腫瘤ははっきりしない．

鉄則 19　乏血性膵腫瘤を見たら膵癌以外に腫瘤形成性膵炎の可能性も考える

- 慢性膵炎の経過中に膵が限局性に腫大し，腫瘤を形成することがあり（**腫瘤形成性膵炎**），膵癌との鑑別が問題となる（図7-35）．
- アルコール性が多いが，自己免疫性も多い．
- 腫瘤内の主膵管が閉塞せずに貫通する"**duct penetrating sign**"がみられれば膵炎の可能性が高いが，一般的には診断は非常に難しいと考えたほうがよい．
- PETでも鑑別困難なことが多い．
- その他，一部のNET（neuroendocrine tumor）なども乏血性となることがあり，膵癌との鑑別に挙がるが，多くは境界明瞭である（図7-36）．

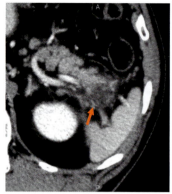

造影 CT

図 7-35　腫瘤形成性膵炎
膵尾部に乏血性の腫瘤が存在するが(→)，膵癌との鑑別は困難である．

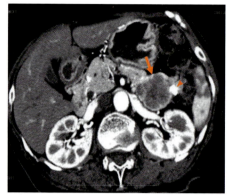

造影 CT

図 7-36　悪性膵内分泌腫瘍(ガストリノーマ)
膵尾部に，膵臓と比して低吸収域の腫瘤を認める(→)．腫瘍の辺縁は比較的明瞭で，一部石灰化もみられる(▶)．

鉄則20　多血性膵腫瘤を見たら，① NET，② 腎癌の膵転移，③ 膵内副脾を考える

- 多くの膵癌は乏血性であり，多血性の腫瘤を見たら，まず **NET** を疑う(図 7-37a)．また，**腎癌の膵転移**も通常多血性で，画像上は NET と区別できない(図 7-37b)．両者とも多発することがある．
- **膵内副脾**も類似の所見を呈するので，鑑別に挙げておく(図 7-37c)．ただ，どの時相でも脾臓と等吸収である．MRI でも脾臓と等信号である．副脾は SPIO を取り込むので，診断に有用．

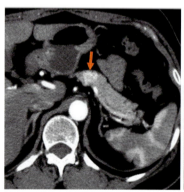
a．インシュリノーマ

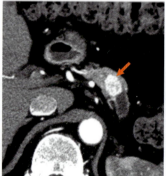
b．腎細胞癌 膵臓転移

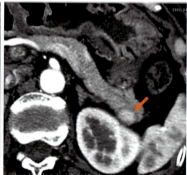
c．膵内副脾

図 7-37　多血性膵腫瘤
造影 CT．**a**．膵体部に早期動脈相で濃染される腫瘤を認める(→)．**b**．膵体部に著明に増強される腫瘤性病変を認める(→)．腫瘍の境界は明瞭である．末梢の主膵管は拡張している．**c**．膵尾部に著明に増強される腫瘤性病変を認める(→)．

鉄則 21　若年女性の膵腫瘤を見たら SPT を疑え

- **SPT**（**solid pseudopapillary tumor**）は低悪性度の腫瘍で，若年女性（10〜20歳）に好発する点が特徴的である．本来，充実性腫瘍であり（図7-38），経過とともに出血，壊死，石灰化などを合併する．
- ただ，NET と所見が類似しているため，両者を常に鑑別に入れておかなければならない．また，SPT 自体に悪性化の報告もある．

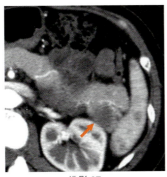

造影 CT

図 7-38　SPT
膵尾部に，膵臓と比して低吸収域の腫瘤を認める（➡）．

 鉄則 22　膵の嚢胞の診断では漿液性嚢胞腺腫がクセモノだ

- **膵漿液性嚢胞腫瘍**（**serous cystic neoplasm ; SCN**）自体は良性の腫瘍で，経過観察でよいのだが，典型的所見を示す microcystic type ばかりではなく，macrocystic type から solid variant までさまざまな形態をとるので，他の腫瘍との鑑別が困難な場合がある．小嚢胞が集簇している場合は **IPMN 分枝型**，大小嚢胞が多発している場合（**macrocystic type**，図7-39）は**粘液性嚢胞腫瘍**（**mucinous cystic neoplasm ; MCN**）と IPMN 分枝型が鑑別として挙がる（表7-2）．

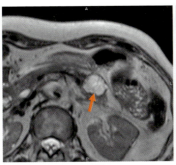

a．T2WI

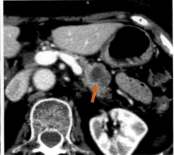

b．ダイナミック CT

図 7-39　macrocystic type の漿液性嚢胞腺腫
膵体部に T2WI（**a**）で著明高信号，CT（**b**）で低吸収の嚢胞性病変を認める．嚢胞の一部はかなり拡張し（➡），典型的な漿液性嚢胞腺腫とは画像所見が異なる．

表 7-2　膵嚢胞性腫瘍の鑑別

	IPMN 分枝型	MCN	SCN
年齢（歳）	60 以上	40〜60	60 以上
性差（男性：女性）	2：1	1：9	1：2〜3
好発部位	膵鉤部，頭部＞体尾部	膵体尾部	膵頭部＞体尾部
嚢胞の形態と大きさ	多房性，ブドウの房状	単房性，多房性　一般に嚢胞は大きい	多くは蜂の巣状，時に大きな嚢胞や充実性[†]
膵管との交通	あり	なし	なし
石灰化	稀	隔壁や辺縁部	中心部（星芒状石灰化）
造影効果	結節部，充実部	嚢胞壁，結節部	多くは多血性
悪性度	6 mm 以上の壁在結節があると悪性度大	高い	非常に稀

[†]：SCN には microcystic type と macrocystic type がある．前者には非常に嚢胞が小さく一見充実性に見える solid variant，後者には oligocystic type や unilocular cystic type などの亜型がある．

鉄則 23　IPMN では悪性の合併を評価する

- 画像診断の進歩によって，**IPMN** は非常に高頻度に見つかるが，多くは分枝型の臨床的意義の乏しいものである．非造影の MRI や MRCP によるフォローが勧められる．
- 一般に，主膵管型と混合型は手術適応であり，分枝型でも症状のあるもの，嚢胞が 30 mm 以上あるもの，主膵管が 6 mm 以上に拡張しているもの，壁在結節があるものは悪性の可能性が高く（図 7-40），手術を考慮する．
- また，IPMN を有する人は通常型膵癌のハイリスクであることも忘れてはならない．

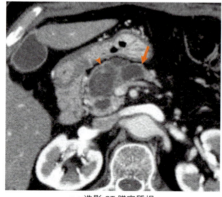
a．造影 CT 膵実質相

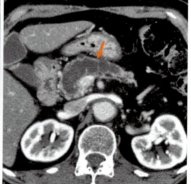
b．造影 CT 膵実質相

図 7-40　主膵管型の IPMN（悪性）
膵頭部から尾部に主膵管の拡張を認める（→）．膵頭部の拡張した主膵管の一部に結節状の増強効果を認める（▶）．

鉄則 24　膵癌が疑われたら手術ができるかどうかの判断が重要だ

- **膵癌**の根治的治療は手術のみである．そのため，画像診断では手術可能かどうかの判断が重要である．
- 以下の所見がない場合，手術可能である．
    ① 膵周囲の血管（上腸間膜静脈―門脈，上腸間膜動脈，腹腔動脈，胃十二指腸動脈など）への浸潤の有無（図7-41）
    ② 肝転移
    ③ 胆管や十二指腸への浸潤
    ④ 前方・後方の脂肪織への浸潤
- 特に膵周囲の重要な動脈や肝への転移は診断が難しいことが多いので，慎重な評価が必要である．
- 特に手術可能症例においては，EOB・プリモビストで確実に肝転移の有無を確認する（➡ 134頁）．膵癌の進行は非常に早いので，手術可能な膵癌が見つかったら，翌週には手術するくらいのスピードで検査を進める必要がある．診断目的のERCPなどをやっている暇はない．

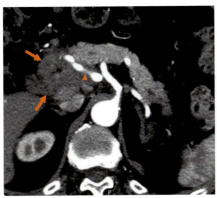
a．造影CT動脈相

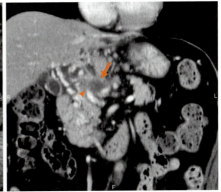
b．造影CT門脈相MPR

図7-41　膵癌
動脈相（a）では膵頭部に浸潤性に広がる腫瘍を認める（➡）．総肝動脈への浸潤もみられる（▶）．門脈相（b）では門脈の閉塞も認める（▶）．

第8章 泌尿器

■腎

1. 腎癌の診断に造影は必須だが，皮髄相では見逃すことがある
2. 充実性腎腫瘍の10〜20%は良性腫瘍だが，術前診断は難しい
3. 単純CT高吸収＋乏血性＋T2WI低信号の腎腫瘤は診断が難しい
4. 腎腫瘍の鑑別にMRIはあまり役にたたない
5. 浸潤性の乏血性腎病変では，①腎盂癌，②悪性リンパ腫，③腎盂腎炎をまず考える
6. 充実性病変と嚢胞性病変の鑑別は造影しても難しいことがある
7. 嚢胞性病変では悪性の確率を示せ
8. 大量の血尿で結石や腫瘍がみられない場合は腎動静脈奇形の可能性も考える

■尿路

9. 尿路病変にはCT urography
10. 高齢者の原因不明の水腎症を見たら，悪性腫瘍を疑え
11. 尿路腫瘍は多発するため，尿路すべての検査が必要だ
12. 尿路にガスを見たら，速やかな処置が必要だ
13. 膀胱頂部の腫瘍を見たら，尿膜管癌の可能性を考える

■前立腺

14. 前立腺肥大は内腺に，前立腺癌は外腺に多い
15. PSA高値患者の前立腺MRIではsignificant cancerを見つける

■精巣

16. 精巣腫瘍では傍大動脈リンパ節腫大に注意
17. 高齢者の精巣腫瘍を見たら，悪性リンパ腫を考える

■副腎

18. 副腎腫瘍では脂肪の同定がカギ
19. 副腎腫瘍は健常者にみられることも多い
20. アルドステロン症では腺腫は小さく，両側性（過形成）のこともあるので，副腎サンプリングが必要

泌尿器の画像診断において，腎，副腎，上部尿路ではCTを中心に考える．MRIは副腎腫瘍などで微量の脂肪を検出するといった質的診断に，補助的に使う．副腎腫瘍では単純CTで十分なことが多いが，腎，尿管病変の評価には原則的に造影剤の使用が必要である．一方，前立腺や精巣の診断においてはMRIが中心である．膀胱ではCTでもある程度診断可能であるが，MRIのほうが診断能は高い．

腎

鉄則1 腎癌の診断に造影は必須だが，皮髄相では見逃すことがある

- 多くの腎腫瘍は単純CTでは健常腎と等吸収のことが多く，腎腫瘍が認められないからといって腎癌を否定できない．造影CTでの精査が必要である．
- 腎臓の評価においては**皮髄相**†のみでは不十分である．皮髄相では腎髄質の病変を見逃すことが少なくない（図8-1）．さらに，多血性の腫瘍と強く造影された腎皮質との区別がつかないこともある（図8-2）．
- 肝臓のダイナミックCTなどで，腹部臓器が最も濃染される，いわゆる肝臓の門脈相は，腎臓では皮髄相にあたる．そのため，通常の腹部ダイナミックCTで腎臓を評価すると腎癌を見落とす危険性がある．

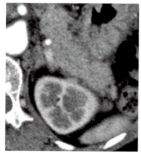
a. 造影CT 皮髄相

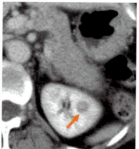
b. 造影CT 腎実質相

図8-1　腎髄質の腫瘍
髄質の腫瘍（→）は皮髄相では検出困難である．

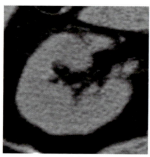
a. 単純CT

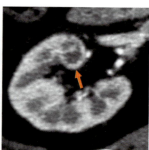
b. 造影CT 皮髄相

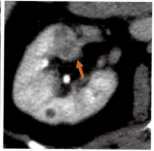
c. 造影CT 腎実質相

図8-2　見落としやすい腎癌
腎実質相で濃染される腫瘍（→）は皮髄相で見逃すことがある．

---

†：腎癌の造影では，経時的に①皮髄相，②腎実質相，③排泄相が観察される．

鉄則 2　充実性腎腫瘍の 10〜20% は良性腫瘍だが，術前診断は難しい

- 腎臓の充実性腫瘍は 10〜20% が良性腫瘍である．組織学的に腎良性腫瘍は 60〜70% が **oncocytoma**，15〜25% が脂肪成分の少ない **腎血管筋脂肪腫**（angiomyolipoma；**AML**），2〜7% が **後腎性腺腫**，その他（complicated cyst など）と報告されている[1]．

- これらの良性腫瘍は腎癌との画像所見のオーバーラップが大きく，術前に良性と診断することはきわめて難しい．oncocytoma は **中心瘢痕**（**central scar**）などの画像所見が有名だが（→ 27 頁），この所見を認めないことも多く（図 8-3），逆に腎癌でも同様の所見を認めることもある（図 8-4）．

- oncocytoma と **嫌色素性腎癌** の鑑別は生検でも全摘標本でも，しばしば困難である．現時点では，腎良性腫瘍を術前に正確に除外することは困難であり，頻度的にも腎癌が圧倒的に多いことを考えると，通常の充実性腎腫瘍は術前には腎癌と考えておいたほうがよい．

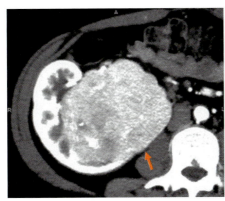
a. 造影 CT 皮髄相

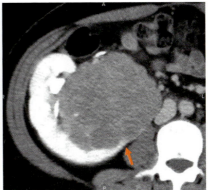
b. 造影 CT 腎実質相

図 8-3　oncocytoma
右腎に腎洞に突出する比較的強く造影される腫瘤を認める（→）．

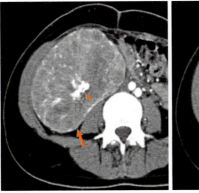
a. 造影 CT 皮髄相

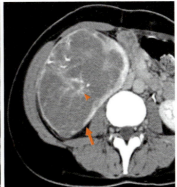
b. 造影 CT 腎実質相

図 8-4　嫌色素性腎癌
右腎に大きな腫瘤を認める（→）．中心瘢痕もみられる（▶）．

鉄則 3 単純 CT 高吸収＋乏血性＋T2WI 低信号の腎腫瘤は診断が難しい

- AML のなかには，単純 CT で脂肪を検出できない病変があり，**fat poor AML** と呼ばれる．特に脂肪成分が 5% 以下のものは単純 CT でやや高吸収を呈する（図 8-5）．このような腫瘤は均一に増強され，T2WI で健常腎より低信号を呈し，**乳頭状腎細胞癌**などと画像所見が非常に似ている（図 8-6）．
- このような症例では，良性腫瘍の確率も高いので，積極的に生検を行うべきである．

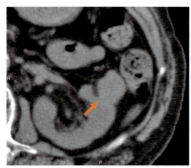 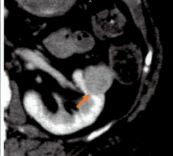 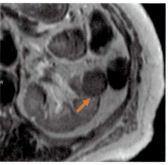

a. 単純 CT　　　　　　　　b. 造影 CT 腎実質相　　　　　c. T2WI

図 8-5　脂肪成分の乏しい血管筋脂肪腫（fat poor AML）
a. 単純 CT. 左腎中極に周囲よりやや高吸収の腫瘤を認め（→），脂肪成分は明らかではない．
b. 造影 CT. 腫瘤は均一に増強されている（→）．
c. T2WI. 腫瘤は周囲腎臓より低信号である．

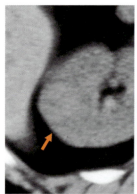 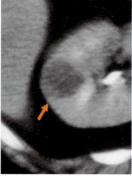 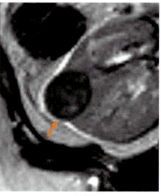

a. 単純 CT　　　　　　　　b. 造影 CT 腎実質相　　　　　c. T2WI

図 8-6　乳頭状腎細胞癌
a. 単純 CT. 左腎中極に周囲よりやや高吸収の腫瘤を認め（→），脂肪成分は明らかではない．
b. 造影 CT. 腫瘤は均一に増強されている（→）．
c. T2WI. 腫瘤は周囲腎臓より低信号である．

鉄則 4　腎腫瘍の鑑別に MRI は あまり役にたたない

- 一般的に CT で質的診断が困難な場合は，MRI の追加を考えることが多い．しかし，腎腫瘍の診断において，MRI を行って得られる付加情報はそれほど多いものではない．
- MRI によって得られる主な情報は以下のものである．
  ① 微量の脂肪の検出
  ② 偽被膜の検出（図 8-7）
  ③ 線維成分やヘモジデリンの検出（図 8-8）
- fat poor AML と腎癌の鑑別においては，MRI の **chemical shift imaging** で微量の脂肪の検出が可能であるが，腎癌で最も高頻度の透明細胞型腎癌でも細胞内脂肪が存在することが知られており，鑑別の決め手にはならない．
- **偽被膜**に関しては，腫瘍核出術を行う場合は参考になることもあるが，必ずしも検出必要というわけではない．
- fat poor AML と乳頭状腎細胞癌は，T2WI で低信号であることが多く，鑑別が難しいが，生検の前に微量の脂肪の検出を目的として MRI を行う価値はあると思われる．
- それ以外の通常の腎癌であれば付加情報はほとんどないであろう．

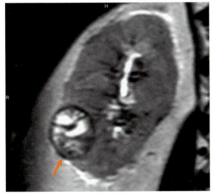

T2WI 冠状断

図 8-7　透明細胞型腎癌
腫瘍の周囲に低信号の偽被膜を認める（→）．

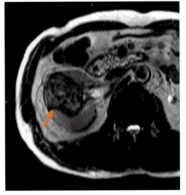

T2WI

図 8-8　乳頭状腎細胞癌
内部にヘモジデリンによる低信号を認める（→）．

鉄則5 浸潤性の乏血性腎病変では，①腎盂癌，②悪性リンパ腫，③腎盂腎炎をまず考える

- 乏血性で浸潤性発育を示す腎腫瘍のうち，頻度が高いものは，**尿路上皮癌**（腎盂腫瘍の腎実質浸潤）（図8-9）や**悪性リンパ腫**，転移などである．
- 尿路上皮癌は腎中心部（renal sinus）に病変の主座がある場合が多い．悪性リンパ腫と転移は所見が多彩であり，多発性や両側性のこともある．
- 低分化な腎癌は浸潤性発育を示すが，動脈相で強く濃染される場合が多い．結石を合併している場合は**扁平上皮癌**を疑う．
- **腎盂腎炎**の画像所見は多彩であり，多くは腎の腫大と造影後の**楔状の造影不良域**としてみられるが（図8-10），限局性腫瘤を呈したり，膿瘍形成を認めることもある．
- その他，乏血性の浸潤性腫瘤で鑑別に挙がるものは，**腎結核**，**黄色肉芽腫性腎盂腎炎**（xanthogranulomatous pyelonephritis；XGP）や**腎梗塞**などである．

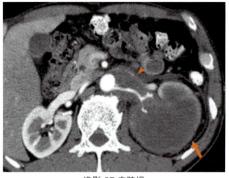

造影CT 皮髄相

図8-9　腎盂癌
左腎は腫大し，背側に浸潤性に発育する乏血性の腫瘤を認める（→）．腎動脈周囲のリンパ節も一塊となっている（▶）．

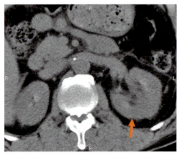
a．単純CT

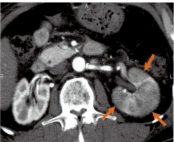
b．造影CT 皮髄相

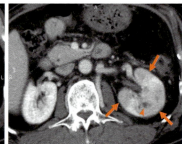
c．造影CT 腎実質相

図8-10　腎盂腎炎
1か月くらい前より糖尿病のコントロールが急激に悪化していたが，夜間に急な発熱がみられ，翌日CTが施行された．単純CT（a）では左腎の腫大を認める（→）．造影CT（b，c）にて多発性に辺縁不整なくさび状の造影不良域を認める（→）．皮髄相（b）の皮髄境界も不明瞭化している（→）．腎実質相（c）で内部に低吸収域を認め（▶），微小膿瘍の形成も疑われる．1か月後のCTで所見はほぼ消失した．

鉄則 6　充実性病変と嚢胞性病変の鑑別は造影しても難しいことがある

- 腎臓に腫瘤を見た場合，嚢胞性であれば良性のことが多く（壁不整など伴っているものは除く），充実性であれば悪性のことが多い．しかし，小さな病変では **partial volume 効果**のため，充実性か嚢胞性かの鑑別が困難なことも少なくない．15 mm 以上の腫瘤では正診率は 100％ であるが，8 mm 以下では 70％ 程度の診断能しかない（➡ 28 頁）．

- これは partial volume 効果によるところが大きいが，これ以外に **beam hardening 効果**や再構成ソフトウェアによる CT 値の補正など，さまざまな原因がある．腎臓では +20 程度までは嚢胞でも CT 値が上昇しうると考えたほうがよく，10 以下の上昇であれば実際は増強効果なし（嚢胞性病変）と判断し（図 8-11），10〜20 の上昇はボーダーライン，20 以上の上昇であれば充実性病変の可能性が高いと判断する（図 8-12）[2]．近年の **dual energy 技術**である程度は克服可能と考えられている．

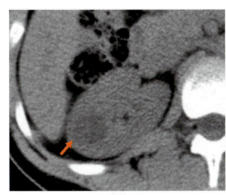

a．単純 CT　　　b．造影 CT 腎実質相

図 8-11　腎嚢胞
CT 値は単純 CT（**a**）では 20，造影 CT（**b**）では 29 で，増強されていないにもかかわらず，CT 値の上昇がみられる（➡）．

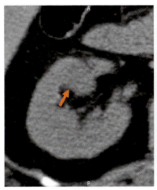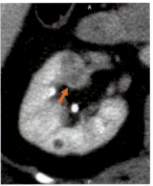

a．単純 CT　　　b．造影 CT 腎実質相

図 8-12　腎細胞癌
CT 値は単純 CT（**a**）では 20，造影 CT（**b**）では 40 で，増強効果は明らかである（➡）．

鉄則 7 　囊胞性病変では悪性の確率を示せ

- 囊胞性病変には，壁の薄い"いわゆる良性の単純性腎囊胞"から，腎癌が囊胞変性に陥ったものまで，さまざまな病変が含まれる．
- 単発あるいは多発の境界明瞭で壁の薄い囊胞は，非常に頻度が高く，診断も容易である．
- 感染や出血で，画像が修飾された"いわゆる complicated cyst"では悪性腫瘍との鑑別が問題となる．
- 単純CTで高吸収の病変を見た場合，CT値が70以上であればほとんどが出血性の囊胞であるが，20〜70程度であれば充実性腫瘍や壊死性の腫瘤の可能性がある．
- 囊胞壁および隔壁の厚さ・不整度・造影効果の有無，石灰化の程度，内容液の性状などを4つのカテゴリーに分類した **Bosniak分類** がある（表8-1）．良・悪性の鑑別や治療方針の決定に有用である（図8-13）．
- 囊胞の画像所見によって，ⅡFでも20％程度で悪性がみられ，Ⅲでも20〜50％程度に良性がみられることには特に留意すべきである．

表 8-1　Bosniak 分類

Category Ⅰ	非典型的な所見のない囊胞で，精査の必要はない．
Category Ⅱ	軽度の非典型的な所見を有するが，ほぼ良性と診断可能である（悪性の可能性5％）．そのなかでも，造影効果のない hyperdense cyst や少量の石灰化があり，6か月後に再検し，1年以上の経過観察が必要な症例は class ⅡF とする．
Category Ⅲ	悪性と鑑別不可能な病変で，hyperdense cyst，複雑な隔壁構造，多房性囊胞や，淡い石灰化があり，しばしば生検や手術適応となる（悪性の可能性50％）．
Category Ⅳ	悪性が強く示唆される病変で造影される充実部や，不整な壁を有する．腎癌疑いとして手術が必要．

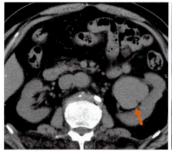

a. complicated cyst（Category Ⅱ）
単純CT

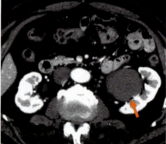

b. complicated cyst（Category Ⅱ）
造影CT

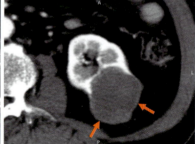

c. complicated cyst（Category Ⅲ）
造影CT

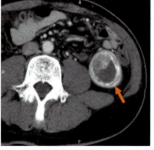

d. 囊胞性腎細胞癌（Category Ⅳ）
造影CT

図 8-13　さまざまな腎囊胞
Category Ⅱ（**a**, **b**）．造影効果のない hyperdense cyst や少量の石灰化があり，6か月後に再検し，1年以上の経過観察が必要な症例は class ⅡF とする．
Category Ⅲ（**c**）．内部が不整．
Category Ⅳ（**d**）．造影される充実部を認め，悪性が強く示唆される．

鉄則 8　大量の血尿で結石や腫瘍がみられない場合は腎動静脈奇形の可能性も考える

- 若年者で間歇的に大量の血尿がみられる場合は，**腎動静脈奇形**の可能性も考えるべきである．
- 単純CTでは所見がみられず，造影CTでもこの疾患を疑って動脈相を撮像しないと検出が難しい．
- 先天性のものは数珠状に蛇行した血管を認めることが多く（**cirsoid type**，図 8-14），外傷などに伴うものは瘻を形成することが多い（**aneurysmal type**）．静脈の早期還流もみられる（図 8-14b）．

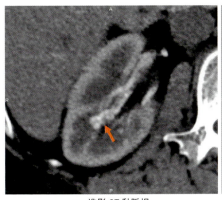
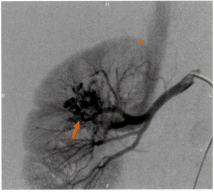

a．造影 CT 動脈相　　　　　　　　　　　　　　b．血管造影

図 8-14　腎動静脈奇形
右腎の腎門部に数珠状に蛇行した血管を認める（➡）．血管造影（b）では静脈の早期還流もみられる（▶）．

尿路

 鉄則 9　尿路病変には CT urography

- 血尿患者や尿路上皮腫瘍，尿路閉塞や奇形，尿路損傷が疑われる患者の場合は，マルチスライスCTによって薄いスライス厚で排泄相を撮像し，腎から尿管・膀胱まで評価する **CT urography** を行う．
- 腎盂・尿管癌の診断能を **IVU**（**intra-venous urography**）と CT urography で比較した検討では，感度，特異度，正診度とも有意に CT urography の検出能が高いことが報告されている（図 8-15）．また，**逆行性腎盂尿管造影**（**retrograde pyelography；RP**）と比較しても CT urography の診断能は同等との報告もある．
- CT urography の被曝量は，15～20 mSv 程度，IVU は 50 mSv 程度と多いので，被曝低減に努める必要がある．

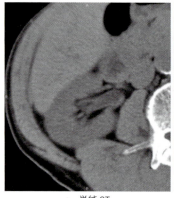
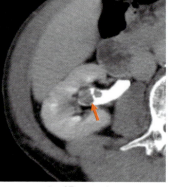

a. 単純CT　　　　　　　　　　　b. CT urography

図 8-15　腎盂癌
単純CT(**a**)では明らかではないが，CT urography(**b**)では腎盂内の腫瘤が多発性に陰影欠損として認められる(➡)．

鉄則 10　高齢者の原因不明の水腎症を見たら，悪性腫瘍を疑え

- 小児の水腎症の原因は先天的な狭窄が大半で，**腎盂尿管移行部狭窄**が70〜80%を占める．次に**巨大尿管症**や**尿管瘤**などによる尿管膀胱移行部の狭窄が原因となる．また，**膀胱尿管逆流**も水腎症の原因となる．この場合は核医学検査で機能評価を行う．
- 若年者では結石が原因のことが多いが，高齢者では結石に加えて，前立腺肥大や前立腺癌，尿路上皮の悪性腫瘍(図8-16)，婦人科腫瘍の尿管浸潤なども原因となる．
- 水腎症自体の診断には超音波が有効であるが，その原因の評価にはCTやCT urographyが必要である．

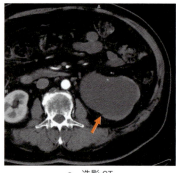
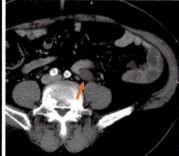
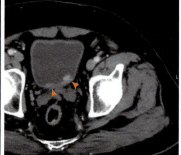

a. 造影CT　　　　　　　　b. 造影CT　　　　　　　　c. 造影CT

図 8-16　左尿管癌に伴う水腎症
左水腎症および水尿管症を認める(➡)．尿管膀胱移行部から膀胱内に腫瘤を認める(▶)．

鉄則 11 尿路腫瘍は多発するため，尿路すべての検査が必要だ

- **尿路上皮癌**で最も発生頻度が高いのは**膀胱癌**で，泌尿器科系では，前立腺癌に次いで多い癌である．
- **腎盂尿管癌**は尿路上皮癌の 5% 程度である．尿路上皮癌はしばしば**多発**し，**再発**を繰り返す．
- 上部尿路（腎盂，尿管）に癌がある場合，その約 30% で膀胱癌が発見され，逆に膀胱癌で上部尿路の癌が発見されるのは 5% 以下である．尿路上皮癌が見つかった場合，尿路全体の検査が必要となる（図 8-17）．
- 自排尿の細胞診検査の感度は 29〜50% 程度と高くない．

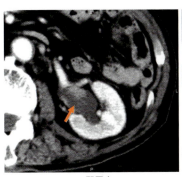
a. 腎盂内

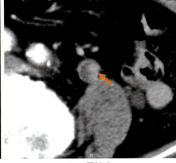
b. 尿管内

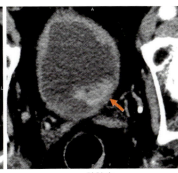
c. 膀胱内

図 8-17 多発尿路上皮癌
造影 CT. 腎盂内（**a**），尿管内（**b**），膀胱内（**c**）によく増強される腫瘤を認める（➡）．

 ## 鉄則 12 尿路にガスを見たら，速やかな処置が必要だ

- 尿中に空気の混入がみられることがあり（**気尿**），尿路と腸管との間に瘻孔が形成されている可能性がある．この瘻孔は，憩室炎や腸に発生した炎症，膿瘍，癌などの合併症として発生する．また，膀胱と腟が瘻孔でつながった場合にも，尿中に空気が混入する．
- 一方，瘻孔がなく，泌尿器的な処置を行っていないにもかかわらず，尿路にガスを認めることがあり，**気腫性尿路感染症**[†]が疑われる．比較的稀な病態で，腎盂（**気腫性腎盂腎炎**）や膀胱（**気腫性膀胱炎**）にみられる．
- 気腫性腎盂腎炎は腎盂・腎杯，腎実質，腎周囲にガスの発生を伴った壊死性の重症尿路感染症である（図 8-18）．
- 気腫性膀胱炎は，膀胱腔内や膀胱壁内にガスの貯留がみられる（図 8-19）．
- 症例の約 80% に糖尿病，約 40% に尿路閉塞を認め，これらはリスクファクターと考えられている[5]．
- 気腫性尿路感染症では敗血症性ショックに陥ることもあり，泌尿器的な緊急疾患として早期に治療を開始することが重要である．

[†]：このガスは細菌感染により組織内のグルコース濃度が上昇することと，グルコースの発酵によって炭酸ガス（CO_2）が産生されることにより生じる[3]．原因菌は *Escherichia coli* が最も多く頻度は 56〜72%，次に *Klebsiella* が多く頻度は 12〜16% である[4]．

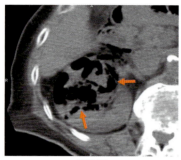

単純 CT

図 8-18　気腫性腎盂腎炎
右腎実質に多発性に air を認める（→）．

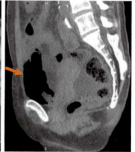

a．単純 CT　　　b．単純 CT 矢状断

図 8-19　気腫性膀胱炎
膀胱内腔および壁内に air を認める（→）．

鉄則 13　膀胱頂部の腫瘤を見たら，尿膜管癌の可能性を考える

- 膀胱の癌はほとんどが，尿路上皮癌（移行上皮癌）であるが，稀に腺癌が発生し，特に**膀胱頂部**にみられる場合は**尿膜管癌**の可能性を考える（図 8-20）．
- **尿膜管**は臍部から膀胱前上部に伸びる結合組織で，**正中臍ひだ**の中に存在する．
- 尿膜管癌は浸潤性で，**粘液産生**がみられ，予後不良である．**石灰化**を伴うことも多い．

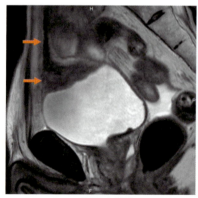
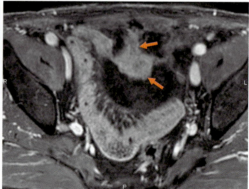

a．T2WI 矢状断　　　b．造影後脂肪抑制 T1WI

図 8-20　尿膜管癌
膀胱頂部から臍部に伸びる軟部影を認める（→）．

前立腺

 鉄則 14　前立腺肥大は内腺に，前立腺癌は外腺に多い

- 前立腺は，**辺縁域**，**中心域**，**移行域**の大きく3つのゾーンに分けられ，辺縁域は**外腺**，中心域と移行域は**内腺**と呼ばれる（図 8-21）．
- 前立腺肥大は内腺（移行域）で発生するため，尿道が圧迫され症状が出現しやすい（図 8-22a）．
- 一方，前立腺癌は75％が辺縁域から（図 8-22b），20％が移行域から，5％が中心域から発生する．このため通常自覚症状が出にくい．
- 内腺癌は腹側に存在するため，直腸診での同定が困難である．また，画像上も検出困難である．さらに前立腺針生検による組織採取も困難であるため，確定診断しにくい傾向にある．

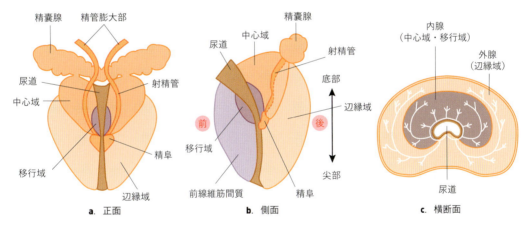

図 8-21　前立腺の層構造
前立腺は内腺（中心域と移行域）と外腺（辺縁域）に分けられ，前立腺肥大は内腺から発生し，前立腺癌は外腺から発生することが多い．中心域は底部のみ存在する．

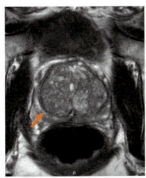

a. 前立腺肥大のT2WI

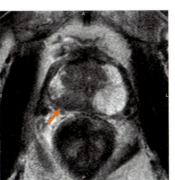

b. 前立腺癌のT2WI

図 8-22　前立腺肥大と前立腺癌
前立腺肥大（**a**）は内腺が結節状に肥大する（→）．前立腺癌（**b**）では辺縁域の右側に低信号域を認める（→）．明らかな被膜外への進展はみられない．

鉄則 15　PSA 高値患者の前立腺 MRI では significant cancer を見つける

- **PSA** が 4〜10 ng/mL では約 20％，10〜20 ng/mL では 40％ 程度，20 ng/mL 以上では 50〜70％ の患者に前立腺癌が見つかるとされている．
- PSA はかなり鋭敏な検査であるため，多くの患者で早期発見につながっているが，同時に治療の必要のない癌（**latent 癌**）を発見する頻度が増加している可能性も指摘されている（→ 32 頁）．
- 根治治療が期待できる限局性前立腺癌に対する治療の選択には，PSA 値，**グリソンスコア**，臨床病期を組み合わせたリスク評価が行われ，**D'Amico の分類**（ダミコ）がわが国でも広く用いられている．そして，それぞれのリスクと身体的状況に応じて，PSA 監視療法，外科療法，放射線療法やホルモン療法などの治療が選択される．ただ，この決定を行うには侵襲的な前立腺生検が必要である．
- 一方，DWI（図 8-23）の所見（ADC 値など）はグリソンスコアなどの癌の悪性度と関連すると言われている．十分なエビデンスがあるとは言えないが，MRI が臨床的に治療が必要（**significant cancer**）で生検を行うべき患者のトリアージになると期待されている．

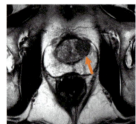
a. 内腺癌の T2WI

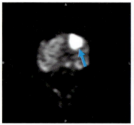
b. 内腺癌の DWI

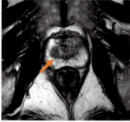
c. 外腺癌の T2WI

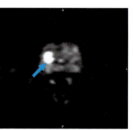
d. 外腺癌の DWI

図 8-23　前立腺癌（内腺癌および外腺癌）
癌は T2WI（a, c）でやや低信号（→），DWI（b, d）で高信号を呈する（→）．

精巣

鉄則 16　精巣腫瘍では傍大動脈リンパ節腫大に注意

- 一般に胚細胞腫瘍の転移は，内腸骨リンパ節ではなく，**大動脈周囲リンパ節**に続き，鎖骨上窩リンパ節，血行性に肺・骨・肝・消化器系へ転移する（図 8-24, 25）．原発巣の前に，転移が先に見つかることもある．
- 若年男性において後腹膜腫瘍や縦隔腫瘍が認められ，胚細胞性腫瘍の可能性が考えられる場合は，精巣腫瘍の転移の可能性も考慮すべきである．
- 胚細胞腫瘍では**セミノーマ**が多いが，35〜40％ は混合組織型（胎児性癌＋奇形腫が多い）である．
- 胎児性癌は AFP や hCG，卵黄嚢癌は AFP，絨毛癌は hCG が上昇しているものが多い．
- また，精巣腫瘍においては転移巣が増大するのに対して，原発巣は退縮し，瘢痕化することが知られており，**burned out tumor** と呼ばれる．

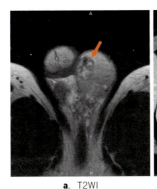

a. T2WI　　b. 造影CT

図 8-24　セミノーマ
T2WI（a）で左の精巣内に腫瘤を認める（→）．造影CT（b）で大動脈リンパ節の腫大も認める（→）．

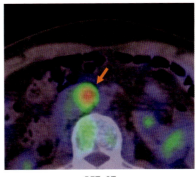

PET-CT

図 8-25　セミノーマ再発
hCGが上昇したので，PET-CTを施行したところ，傍大動脈リンパ節に再発を認めた（→）．

高齢者の精巣腫瘍を見たら，悪性リンパ腫を考える

- 精巣腫瘍は15〜35歳の男性に最も多い悪性腫瘍で，90％以上は胚細胞腫瘍（セミノーマ）であるが，50歳以上の高齢者では**悪性リンパ腫**（diffuse large B cell type）が多く，6〜38％は同時あるいは異時性に両側に発生する．
- セミノーマも悪性リンパ腫も内部は比較的均一である（図8-26）．

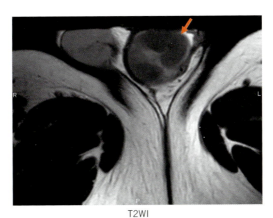

T2WI

図 8-26　精巣悪性リンパ腫
左の精巣内に低信号の腫瘤を認める（→）．

副腎

 鉄則18 副腎腫瘍では脂肪の同定がカギ

- 副腎腫瘍では**腺腫**の頻度が高い．腺腫は**細胞内に脂肪**をもつため，その脂肪を証明することが診断に重要であるが，非脂肪の成分と混在しているため，診断がやや難しい．
- 一般に単純CTでのCT値が10未満であれば，ほとんどの場合，腺腫と考えて様子を見てよい．一方，副腎の**骨髄脂肪腫**は塊状の脂肪を有する．
- もし，単純CTでのCT値が10以上であれば **chemical shift imaging** を行って脂肪の存在を確認する（図8-27, 28）（➡ 14頁）．
- また，造影CTを行い，平衡相（5〜15分後）の画像で washout がみられたら腺腫，あまりみられなければ癌を疑う．

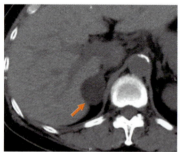
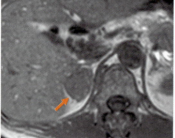
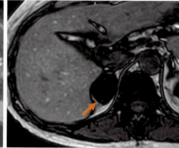

a. 単純CT　　b. chemical shift imaging in phase　　c. chemical shift imaging opposed phase

図 8-27　右副腎腺腫
右副腎に低吸収の腫瘤を認める（CT値6）．in phase（b）では肝臓と同程度の信号強度であるが，opposed phase（c）では著明に信号低下がみられ，脂肪の存在が示唆される．

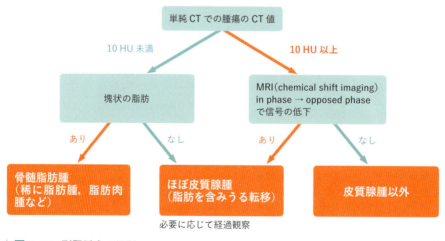

図 8-28　副腎腫瘤の鑑別

鉄則 19　副腎腫瘍は健常者にみられることも多い

- 副腎部に偶然腫瘍が発見される機会が増えており，**副腎偶発腫瘍**（incidentaloma）と呼ぶ．腹部 CT で偶然に副腎腫瘍が見つかる確率は 0.6〜4.0% と報告されている．
- 副腎偶発腫瘍の多くは**非機能性副腎腺腫**であるが（図 8-27），担癌患者の場合は，転移との鑑別が問題となる（図 8-29）．担癌患者でも大きさが 3 cm 以下なら 90% が良性腫瘍と言われている．
- 偶発腫の 20〜30% に**ホルモン産生腫瘍**や**悪性腫瘍**が含まれるので，画像検査と内分泌検査が必要である．
- ホルモン産生腫瘍のなかには，典型的な Cushing 症候群の徴候を呈するには至らないが，高血圧や耐糖能異常，糖尿病をきたす程度の自律性のコルチゾール分泌を示すものがあり，**subclinical Cushing 症候群**と呼ばれる．subclinical Cushing 症候群では 2 型糖尿病や高血圧，骨粗鬆症の病因ないし増悪因子となる例があり，手術すべきかどうかは現在議論されている．

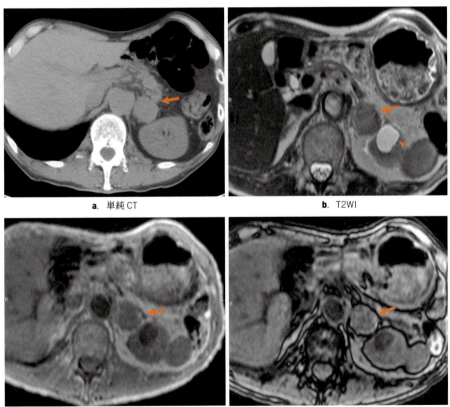

a. 単純 CT　　b. T2WI

c. chemical shift imaging in phase　　d. chemical shift imaging opposed phase

図 8-29　肺癌の副腎転移
単純 CT（a）で左副腎に腫瘍を認める（➡）．T2WI（b）では肝臓より若干高信号を呈する．また，腎臓に囊胞を認める（▶）．in phase（c）で肝臓よりやや低信号を呈し（➡），opposed phase（d）での信号低下はみられない（➡）．図 8-27 と要比較．

鉄則 20 アルドステロン症では腺腫は小さく，両側性（過形成）のこともあるので，副腎サンプリングが必要

- **原発性アルドステロン症**（Conn 症候群）は，これまでは低カリウム血症の患者で検索されていたが，低カリウム血症のない原発性アルドステロン症が少なくないことが判明した（低カリウム血症を呈する割合は約 10～40％ 程度）．
- 原発性アルドステロン症による高血圧は本態性高血圧患者に比べて，脳卒中や心房細動，左室肥大など心血管系の合併症を高率に発症する．
- 原発性アルドステロン症の 70～80％ は**副腎腺腫**（通常は一側性）に起因する．径は小さなものが多く（図 8-30），明らかな腺腫を同定できない微小腺腫や両側に腺腫を認める例も存在する．
- 20～30％ は過形成で両側性である（**特発性アルドステロン症**）．副腎過形成は高齢男性に多く，両側の副腎で活動が過剰となり，腺腫は認められない．
- ごく稀に副腎癌が原因となる．
- ほとんどの患者では，両側副腎静脈カテーテル検査によりコルチゾールおよびアルドステロン値を測定し，アルドステロン過剰が一側性（腫瘍）か両側性（過形成）かを確認する必要がある．

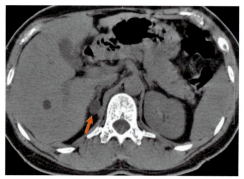

単純 CT

図 8-30 アルドステロン症
右の副腎に小さな低吸収の腫瘤を認める．アルドステロン症ではこのような小さな腺腫が多い（→）．

COLUMN

アルドステロン症の原因疾患

1) 片側副腎病変
　　副腎腺腫（aldosterone producing adenoma；APA）
　　片側性副腎過形成（unilateral adrenal hyperplasia；UAH）
　　片側性副腎多発微小結節（unilateral multiple micronodules；UMN）
　　癌腫（aldosterone producing carcinoma；APC）
2) 両側副腎病変
　　両側副腎過形成（idiopathic hyperaldosteronism；IHA）
　　両側副腎腺腫（bilateral APAs）
　　糖質コルチコイド反応性アルドステロン症（glucocorticoid suppressive hyperaldosteronism；GSH）

文献

1) 山下　亮, 他：腎良性腫瘍の臨床的検討. 日泌尿会誌 100：679-685, 2009
2) Heilbrun ME, et al : ACR Appropriateness Criteria indeterminate renal mass. J Am Coll Radio l12 : 333-341, 2015
3) 安田　満：気腫性腎盂腎炎. 臨床泌尿器科 65：23-29, 2011
4) 山口史朗, 他：CT ガイド下経皮的ドレナージにより軽快した気腫性腎盂腎炎の 1 例－本邦報告例の臨床的検討. 泌尿器科紀要 51：447-450, 2005
5) 堀野哲也, 他：気腫性腎盂腎炎, 黄色肉芽腫性腎盂腎炎. 泌尿器外科 21：447-451, 2008
6) 日本医学放射線学会（編）：画像診断ガイドライン 2016. 前立腺癌の検出に MRI は有用か？. p142, 金原出版, 2016
7) Arumainayagam N, et al : Multiparametric MR Imaging for Detection of Clinically Significant Prostate Cancer : A Validation Cohort Study with Transperineal Template Prostate Mapping as the Reference Standard. Radiology 268 : 761-769, 2013

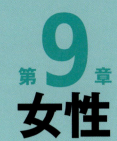

第9章 女性

■子宮・卵巣

1. 子宮の病変は内膜由来か筋層由来かを考えて鑑別する
2. 子宮筋腫の画像所見は多彩だが，平滑筋肉腫はきわめて稀
3. 子宮腫瘍のMRIの目的は病変の検出や鑑別ではなく，病期診断である
4. 卵巣腫瘍の鑑別では，必ず腫瘍マーカーとホルモンをチェックする
5. T2WIで低信号の充実性腫瘤は良性が多い
6. 女性骨盤で付属器にT1WIで高信号を見た場合，内膜症と奇形腫を考える
7. 子宮内膜症患者では，嚢胞壁に充実部がないかをチェックする

■乳腺

8. マンモグラフィの感度は80～90%程度で，dense breastの診断能は下がることに留意せよ
9. 乳腺MRIでは造影剤を使ったダイナミックMRIが必要だ
10. MRIは病期診断，良悪性の鑑別，ハイリスク患者の潜在癌の検出に有用だ
11. 乳癌患者では，対側合併，多発例に注意
12. 非浸潤性乳管癌はダイナミックMRIでnon-mass enhancementを示すことが多い

> 婦人科疾患の診断においては，超音波の後，骨盤の MRI を施行すべきである．MRI の読影においては，まず，T2WI の矢状断で病変が子宮由来か，付属器由来かを考えて鑑別を行う．CT は骨盤臓器以外の広い範囲を検索する場合に用いられる（転移の検索など）．
>
> 一方，乳腺疾患では，病変の検出，質的診断においてマンモグラフィや超音波を行う．MRI は質的診断のみならず，乳癌の進展，多発性病変や対側病変の検索に用いられる．

子宮・卵巣

鉄則 1　子宮の病変は内膜由来か筋層由来かを考えて鑑別する

- 子宮に病変を認めた場合，まず病変が**内膜由来**か**筋層由来**かを考える．内膜由来であれば多くは**子宮体癌**（子宮内膜癌），あるいは前癌状態である**子宮内膜増殖症**である（図 9-1）．筋層由来であれば**子宮筋腫**か**子宮腺筋症**である（図 9-2）．
- **漿膜下筋腫**は時に巨大な子宮外腫瘤としてみられることがあるが，多くの場合，子宮との連続がみられる．連続部に栄養血管が確認され，**bridging vascular sign** と呼ばれる（図 9-3）．
- **粘膜下筋腫**は子宮内腔に突出することがあるが，筋層との連続を確認できる．有茎性の腫瘤として，腟内に突出することがある（**筋腫分娩**）（図 9-4）．
- 子宮体癌や平滑筋肉腫などが進行すると子宮全体に浸潤し，子宮の層構造が不明瞭となって発生部位がわかりにくくなる．

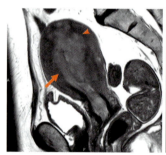

a. T2WI 矢状断

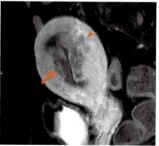

b. 造影後脂肪抑制 T1WI

図 9-1　子宮体癌
子宮内膜の著しい肥厚を認め（→），病変が内膜由来であることがわかる．後壁には深い筋層浸潤もみられる（▶）．

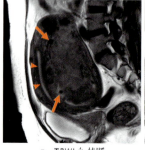

a. T2WI 矢状断

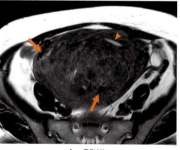

b. T2WI

図 9-2　子宮筋腫
子宮後壁に境界明瞭な腫瘤を認め，周囲に血管構造を認める（→）．子宮内膜は前方へ圧排されており（▶），病変が筋層由来であることがわかる．

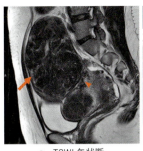
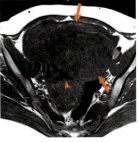
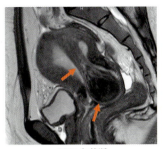

a. T2WI 矢状断   b. T1WI   T2WI 矢状断

図 9-3 漿膜下筋腫
子宮の前方に低信号の腫瘤を認める（➡）．子宮と筋層の間には多数の血管構造がみられ（bridging vascular sign：▷），病変が子宮由来であることがわかる．

図 9-4 粘膜下筋腫（筋腫分娩）
子宮体部〜子宮内腔を介して子宮頸部へ突出する腫瘤を認める（➡）．

鉄則 2　子宮筋腫の画像所見は多彩だが，平滑筋肉腫はきわめて稀

- 子宮筋腫はきわめて頻度が高い．漿膜下，筋層内，粘膜下に分けられ，それぞれ臨床像も異なる．
- 粘膜下筋腫は症状が強いことが多いが，漿膜下筋腫は無症状で，巨大になることもある．二次的に変性（図9-5）や出血を合併することもあり，画像所見はきわめて多彩である．
- そのため，典型例以外の筋腫に対して平滑筋肉腫の可能性についてよく言及されるが，頻度的に**平滑筋肉腫**や内膜間質肉腫はきわめて稀で，多くの症例は筋腫の変性〔壊死や赤色変性（出血による）（図 9-6），脂肪変性など〕や**富細胞平滑筋腫**などの亜型である．
- また，静脈内に進展したり（**静脈内平滑筋腫症**），転移をきたすものもある（**転移性平滑筋腫症**）．
- 画像上，平滑筋肉腫と筋腫の鑑別は難しいことが多いが，次の所見があれば平滑筋肉腫を疑う（図 9-7）．
  ・閉経後の急激な増大，巨大腫瘍
  ・T2WI で高信号＋低信号，早期濃染
  ・拡散制限＋＋
  ・出血，壊死が強い
- 無論，転移や周囲への浸潤などがあれば，平滑筋肉腫の可能性は非常に高い．

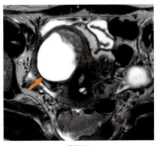
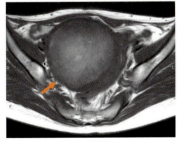
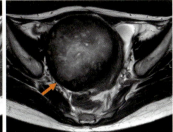

T2WI   a. T1WI   b. T2WI

図 9-5 変性筋腫
子宮に接して内部が著明高信号の腫瘤を認める（➡）．

図 9-6 子宮筋腫の赤色変性
子宮に接する境界明瞭な腫瘤を認める（➡）．出血によって筋層より高信号を呈する．

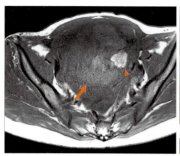 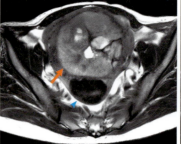 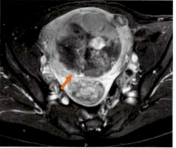

a. T1WI　　　　　　　　　　b. T2WI　　　　　　　　　c. 造影後脂肪抑制 T1WI

図 9-7　平滑筋肉腫
子宮体部に内部が不均一な腫瘤を認める（➡）．T1WI（a）にて一部高信号がみられ，出血が示唆される（▶）．T2WI（b）で低信号の通常の筋腫もみられる（▶）．

鉄則 3　子宮腫瘍の MRI の目的は病変の検出や鑑別ではなく，病期診断である

- 子宮体癌や子宮頸癌は細胞診，生検などで良悪性および組織型の診断は可能である．MRI の目的は専ら病期診断である．
- 子宮体癌においては，① **筋層浸潤** の程度の評価（Ⅰ A 期 1/2 未満，Ⅰ B 期 1/2 以上），② **頸部間質浸潤** の評価が重要である．筋層浸潤の程度および細胞の異型度（G1/2 vs G3）によって，リンパ節転移の頻度や予後が異なり，治療法が変わってくる．
- 子宮頸癌においては，① **頸部間質および子宮傍組織浸潤の程度**（図 9-8），② **腟浸潤** の有無が重要である．子宮頸癌では最近 **若年者の癌** や **腺癌** の例が増えている．
- リンパ節転移は短径 10 mm 以上を転移とする基準が一般的であるが，転移の診断能はさほど高くない．

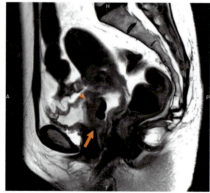 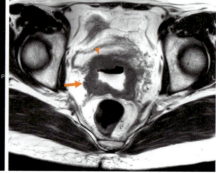

a. T2WI 矢状断　　　　　　　b. T2WI

図 9-8　子宮頸癌　stage Ⅳa
腟・子宮傍組織・膀胱・右尿管への浸潤．子宮頸部に内部に液体貯留を伴った腫瘤を認める（➡）．
腫瘍は，前方は膀胱（▶），右方は子宮傍結合組織，左方は骨盤壁に達している．

鉄則 4 卵巣腫瘍の鑑別では,必ず腫瘍マーカーとホルモンをチェックする

- **卵巣癌**の組織型は非常に多彩であるが,その組織型を詳細に術前診断することは臨床的にはそれほど重要なことではない.それよりも良悪性の鑑別をしっかりすることが大切である.
- 囊胞性病変においては,不規則な充実部や壁・隔壁の肥厚があるかどうかを診断する(**図 9-9**).また,**腫瘍マーカー**(CA 125 や CA 19-9,CEA など)や**ホルモン値**など,ありとあらゆる検査データを参考にして鑑別する.決して画像だけで良悪性の鑑別をしてはいけない.
- 年齢も重要である.いくつかの腫瘍には好発年齢がある.
- 特に**表 9-1** に挙げるポイントを押さえておく.

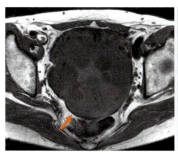

a. T1WI

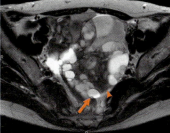

b. T2WI

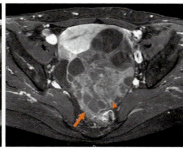

c. 造影後脂肪抑制 T1WI

図 9-9 粘液性囊胞腺腫(境界悪性)
骨盤内に多房性の囊胞性腫瘤を認める(→).正中部に,T2WI(b)にてやや低信号を呈し,造影(c)では軽度造影される充実部が認められる(▶).

表 9-1 卵巣腫瘍鑑別のポイント

線維腫,莢膜細胞腫	エストロゲン上昇,T2WI で低信号
硬化性間質性腫瘍	エストロゲン上昇,30 歳以下,充実性から囊胞性
顆粒膜細胞腫(**図 9-10**)	エストロゲン上昇,若年型と成人型,充実性から囊胞性
卵黄囊腫瘍	AFP 上昇
胎児性癌,絨毛癌	hCG 上昇
未分化胚細胞腫	LDH 上昇

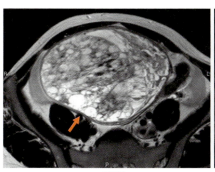

a. T2WI

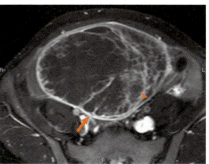

b. 造影後脂肪抑制 T1WI

図 9-10 顆粒膜細胞腫
内部に無数の小囊胞伴った囊胞性腫瘤を認める(→).造影(b)にて一部壁不整もみられる(▶).

鉄則 5 T2WI で低信号の充実性腫瘤は良性が多い

- 充実性腫瘤では画像によって良悪性の鑑別は難しいことも多いが，**T2WI で低信号**であれば良性の可能性が高い（**線維腫，莢膜細胞腫，Brenner 腫瘍**など）（図 9-11）．また，線維腫や莢膜細胞腫では**エストロゲン値**が上昇していることが多い．
- **Krukenberg 腫瘍**も T2WI で低信号となることが多いが，一般に両側性で早期より強い造影効果を認める（図 9-12）．なお，大腸癌の転移では多房性の嚢胞性腫瘤となり，粘液性腫瘤に似る（図 9-13）．

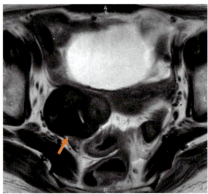

T2WI

図 9-11 線維腫
子宮の右側に低信号の腫瘤を認める（→）．

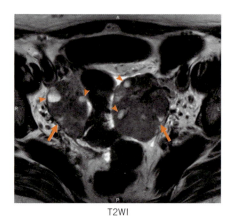

T2WI

図 9-12 Krukenberg 腫瘍
両側卵巣は腫大し，全体的に低信号を呈する（→）．卵胞と思われる高信号の構造物が点在している（▶）．

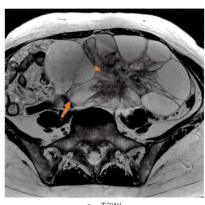

a. T2WI

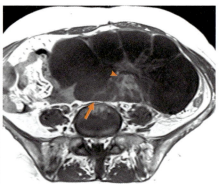

b. 造影後 T1WI

図 9-13 大腸癌転移
左の付属器に，多房性の腫瘤を認める（→）．内部には充実部がみられる（▶）．

鉄則 6 女性骨盤で付属器に T1WI で高信号を見た場合，内膜症と奇形腫を考える

- 婦人科の MRI において，T1WI は子宮の層構造がみられないので，あまり有用性は高くないが，卵巣の病変の鑑別には有用である．
- T1WI で高信号がみられた場合，**脂肪**か**出血**であるが，脂肪の場合は**奇形腫**（図 9-14），出血の場合は**チョコレート嚢胞**（図 9-15）を考える．
- 両者の鑑別は時に難しいことがあるが，**脂肪抑制画像**を用いれば容易である．つまり，脂肪が抑制される病変が奇形腫，抑制されない病変がチョコレート嚢胞である．
- T2WI では，奇形腫は脂肪の部分は軽度高信号，チョコレート嚢胞は比較的新鮮なものは高信号，古くなって粘稠となったものは低信号となる（**shading** と呼ばれる，図 9-15c）．
- また，脂肪とそれ以外の組織の間には **chemical shift artifact** がみられる（図 9-14c）．

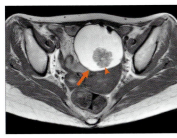
a. T1WI

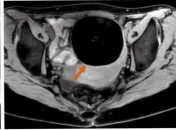
b. 脂肪抑制 T1WI

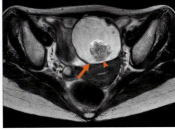
c. T2WI

図 9-14　奇形腫
子宮の前方に，T1WI（**a**）にて高信号，脂肪抑制 T1WI（**b**）にて信号が抑制される境界明瞭な腫瘤を認める（→）．内部にボール状の構造物を認める（▶）．T2WI（**c**）にてボール部に微妙な画像のずれを認め，水と脂肪面の境界面に発生する chemical shift artifact と考えられる．

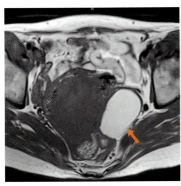
a. T1WI

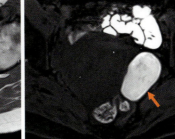
b. 脂肪抑制 T1WI

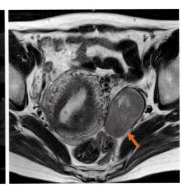
c. T2WI

図 9-15　チョコレート嚢胞
左の付属器に T1WI（**a**）にて高信号，脂肪抑制 T1WI（**b**）にて信号が抑制されない腫瘤を認める（→）．内容成分は出血と考えられる．T2WI（**c**）では内容成分は，子宮筋層と比較してやや低信号を呈しており（→），古い出血と考えられる．

鉄則7 子宮内膜症患者では，囊胞壁に充実部がないかをチェックする

- **子宮内膜症**，特にチョコレート囊胞を有する女性では，卵巣癌を発生する危険性が高いことが知られている（頻度は 0.7％）．**子宮内膜症から発生する悪性腫瘍**は近年増加傾向にあり，**明細胞癌**と**類内膜癌**および**内頸部型粘液性境界悪性腫瘍**などがみられる．
- これらの癌の診断のポイントは，囊胞内に造影効果のある充実部を見つけることである（凝血塊との鑑別が必要．凝血塊は造影剤で増強されない）．
- 充実部は明細胞癌や類内膜癌では T2WI で低信号のことが多いが（図 9-16），内頸部型粘液性境界悪性腫瘍では粘液によって高信号を呈する．一方，5 mm 以下の子宮内膜症の囊胞内結節は良性のことが多い．
- これらの腫瘍を合併した子宮内膜症の囊胞内の信号強度はさまざまであるが，子宮内膜症より血液の濃度は低いため，T1WI で信号が低下することが多い（図 9-16a）．

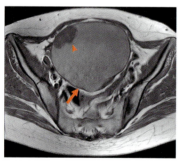
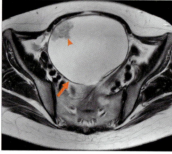
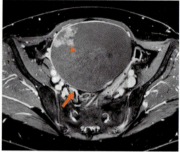

a. T1WI　　　b. T2WI　　　c. 造影後脂肪抑制 T1WI

図 9-16　明細胞癌
T1WI（a）にて通常の水よりやや高信号，T2WI（b）にて著明高信号の囊胞性腫瘤を認める（→）．内部に一部充実部を認め，造影（c）にて強く増強されている（▶）．

乳腺

 鉄則8 マンモグラフィの感度は 80〜90％ 程度で，dense breast の診断能は下がることに留意せよ

- 乳癌の画像診断において，**マンモグラフィ**は通常最初に行われる検査だが（図 9-17），その感度は 80〜90％ 程度である．特に乳房濃度の上昇（**dense breast**）があるとマンモグラフィによる乳癌の検出率は低下する（図 9-18）．
- 40〜50 歳の女性の半数近くが dense breast と言われ，乳癌検出において偽陰性が増加する．
- 超音波は視触診やマンモグラフィで検出できない乳癌も検出可能であり，特にマンモグラフィで dense breast とされる症例では，超音波でのみ検出可能な乳癌も多い（図 9-18）．
- マンモグラフィに超音波を追加すると非触知乳癌の検出率が 69％ から 88％ になったという報告もある[1]．

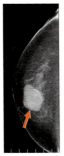

マンモグラフィ
右頭尾方向

図 9-17　乳癌
右乳房に比較的境界明瞭な腫瘤性病変を認める(→).

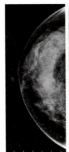

a. マンモグラフィ
右頭尾方向

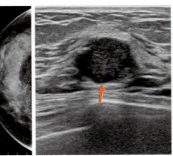

b. 乳腺超音波

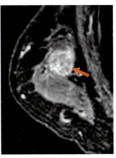

c. ダイナミック MRI 早期相

図 9-18　乳癌
乳房は dense breast のため，腫瘤の検出は困難．超音波(b)では分葉状の低エコーの不整形腫瘤を認める(→).ダイナミック MRI(c)では早期に濃染されている(→).

乳腺 MRI では造影剤を使ったダイナミック MRI が必要だ

- T1WI, T2WI では，乳癌は乳腺実質と等信号で不明瞭なことも多いため，Gd キレート剤を用いた**ダイナミック MRI** が必須である．
- 乳癌は比較的血流に富む腫瘍であり，造影剤静注 1〜2 分後に最も強い増強効果を示し，その後減弱することが多い(**図 9-19**).
- 一方，正常の乳腺組織や良性の病変は漸増性の増強効果を示すことが多い(**図 9-20**).
- 腫瘍と正常乳腺組織のコントラストが最大となる静注 1〜2 分後の造影早期相での撮像により，乳癌の検出能は向上する．また，**時間信号曲線(time intensity curve ; TIC)** の解析は，良悪性の診断に利用されている(**図 9-21**).
- わが国では，多くの腫瘤性病変は，超音波で描出可能であるため，超音波ガイド下で生検を行って良悪性の鑑別を行うのが一般的である．このため MRI が用いられることは欧米と比較して少ない．

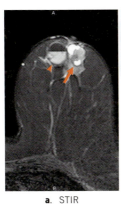

a. STIR　　　b. ダイナミック MRI と時間信号曲線

図 9-19　乳癌(粘液癌)
左乳房に，STIR(a)で高信号の腫瘤を認める(→).内側に fluid-fluid level を伴った嚢胞がみられる(▶).外側部の腫瘍は早期に濃染され，後期に washout がみられる．

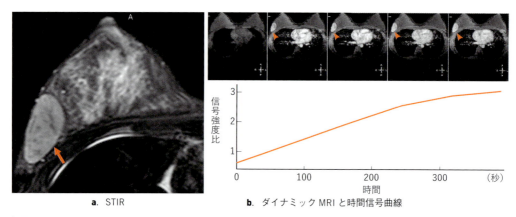

図 9-20　線維腺腫
右乳房外側に境界明瞭な腫瘤を認め，ダイナミック MRI（**b**）では腫瘍は徐々に濃染されている（→）．

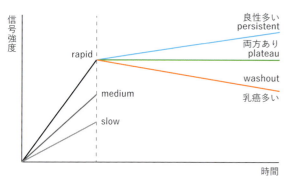

図 9-21　ダイナミック MRI の腫瘍の造影パターンと良悪性の鑑別
癌は早期に濃染され，晩期に washout されることが多い．一方，良性病変は晩期相まで持続的に増強されることが多い．

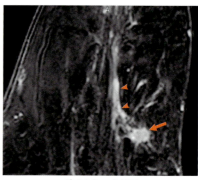

ダイナミック MRI

図 9-22　乳癌の乳管内浸潤
腫瘤（→）と連続して乳管に増強効果を認め（▶），乳管内浸潤が疑われる．

鉄則 10　MRI は病期診断，良悪性の鑑別，ハイリスク患者の潜在癌の検出に有用だ

- 乳腺 MRI の目的は，① 乳癌の広がり診断，② 病変の質的診断（良悪性の鑑別），③ 術前化学療法の治療効果判定，④ ハイリスク患者のスクリーニングなどである．
- 病変が乳癌と診断された場合，手術の術式（**乳房切除術**か**乳房温存術**か）や乳房温存手術の切除範囲の決定，乳癌の広がりの範囲（**乳管内進展**の有無，**多発癌**の存在など，図 9-22）の評価に MRI は有用である[2]．
- また，化学療法の奏効する患者群と奏効しない患者群とを早期に区別する手法として有用と言われている．
- 乳癌の生涯罹患リスクが 20% 以上といったような**ハイリスク患者**（遺伝子検査や家系に基づく遺伝的素因のある女性など）や乳房悪性腫瘍患者における対側乳房にも MRI の適応はある．

鉄則11 乳癌患者では，対側合併，多発例に注意

- 乳癌は**多中心性**のことも**両側性**のこともある．
- ダイナミック MRI を行うと患者の 16〜20％ で患側乳房に多発性病変が発見され，手術方針の変更が必要である．その陽性的中率は 67％ で，偽陽性も生じる[3, 4]．
- 一方，乳癌の術前に対側乳房にも MRI によって病変が追加される頻度は 5.5〜9.3％，その陽性適中率は 37〜48％ である[5, 6]．

 ## 鉄則12 非浸潤性乳管癌はダイナミック MRI で non-mass enhancement を示すことが多い

- **非浸潤性乳管癌**（ductal carcinoma *in situ*；**DCIS**）は癌が基底膜を破ることなく乳管内に限局して増殖，進展している病態である．乳癌の 10％ を占め（欧米では全乳癌の 15〜20％），増加傾向である．リンパ節転移や他臓器転移はなく，予後良好である．
- マンモグラフィでは**石灰化**として発見される．超音波では低エコーの非腫瘤性病変，MRI では **non-mass enhancement**（非腫瘤性増強効果，図 9-23）を示す．DCIS の約 40％ が MRI でのみ検出可能な MRI-only-detected-lesion と報告されている[7]．
- 一方，DCIS のなかにはほとんど変化がないものもあり，手術などの治療を行うことは過剰医療ではないかという意見もある．ちょうど高分化の前立腺癌で active surveillance が行われるように，DCIS も経過を観察すればよいのかもしれないが，どの癌が進行癌になって，どの癌がほとんど進行しないのかを確実に鑑別することは困難である．

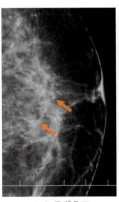 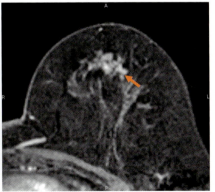

a．マンモグラフィ　　　　　　　b．ダイナミック MRI

図 9-23　非浸潤性乳管癌（DCIS）
a．乳頭直下に，散在性に石灰化を認める（→）．b．結節状の増強効果がみられる（→）．明らかな腫瘤形成はみられない（non-mass enhancement）．

文献

1) Leconte I, et al : Mammography and subsequent whole-breast sonography of nonpalpable breast cancers : the importance of radiologic breast density. AJR180 : 1675-1679, 2003
2) 日本乳癌学会(編)：科学的根拠に基づく乳癌診療ガイドライン 2018．金原出版，2018
3) Plana MN, et al : Magnetic resonance imaging in the preoperative assessment of patients with primary breast cancer : systematic review of diagnostic accuracy and meta-analysis. Eur Radiol 22 : 26-38, 2012
4) Houssami N, et al : Accuracy and surgical impact of magnetic resonance imaging in breast cancer staging : systematic review and meta-analysis in detection of multifocal and multicentric cancer. J Clin Oncol 26 : 3248-3258, 2008
5) Liberman L, et al : MR imaging of the ipsilateral breast in women with percutaneously proven breast cancer. AJR 180 : 901-910, 2003
6) Godinez J, et al : Breast MRI in the evaluation of eligibility for accelerated partial breast irradiation. AJR 191 : 272-277, 2008
7) Kuhl CK, et al : MRI for diagnosis of pure ductal carcinoma in situ ; A prospective observation study. Lancet 370 : 485-492, 2007

第10章 骨軟部

鉄則

1. 腰痛では通常 MRI は必要ない―red flag があるときに考慮すべし
2. STIR は骨関節病変にとても鋭敏だ
3. MRI は骨壊死や骨端症の早期診断に有用だ
4. 単純 X 線で関節を読影するときは ABCs を評価する
5. 骨粗鬆症では,骨髄腫や内分泌疾患の可能性も考える
6. 軽微な骨折は CT を使わなければわかりにくい
7. 疲労骨折や脆弱性骨折は単純 X 線による診断が困難―脂肪抑制 MRI が有用だ
8. 1〜3 歳児の骨折は訴えがはっきりせず,単純 X 線でも変化が現れにくい
9. 乳幼児で時期の異なる肋骨や上腕骨などの多発骨折を認めたら虐待を疑う
10. 前十字靱帯断裂では,Segond 骨折,半月板損傷の合併にも注意
11. 早期の関節炎には超音波や造影 MRI が有効だ
12. 早期の骨髄炎は単純 X 線で変化が現れにくい
13. 感染性脊椎炎,椎間板炎は椎間板を挟んだ上下の椎体にみられる
14. 胸鎖関節の病変を見たら,皮膚病変をチェックする
15. 骨転移は T1WI を見るべし(造影するとわかりにくい)
16. 骨腫瘍は,① 年齢,② 部位でおおよそ鑑別可能―さらに骨膜反応を押さえる
17. 成人の骨腫瘍を見たらまず転移と骨髄腫を考える
18. 骨軟部腫瘍の鑑別は MRI では嚢胞や脂肪腫以外は非特異的なことが多い
19. 軟部腫瘍でヘモジデリンの沈着を見たら腱鞘巨細胞腫や PVNS,陳旧性血腫を考える

高齢化やスポーツ人口の増加に伴って，骨軟部の画像診断の役割は増している．骨軟部では，単純X線が今なお診断の基本である．一方，単純X線でははっきりしない病変でも，CTやMRIは有用な情報を提供するが，必ずしも治療に結びつかないこともある．適応に関しては厳密に考えなければならない．CTは微細な骨の変化を描出可能で，MRIは関節疾患において骨以外に靱帯や軟骨の異常も検出可能である．しかし，骨腫瘍の鑑別においては，いまだに単純X線の情報が重要である．

鉄則1 腰痛では通常 MRI は必要ない —red flag があるときに考慮すべし

- 腰痛を主訴に整形外科外来を受診する患者は非常に多く，MRIが施行されることも少なくない．しかし，腰痛のほとんどは，いわゆるぎっくり腰（**急性腰痛症**）や原因のはっきりしない非特異的腰痛である．
- 単純X線，MRIなどで骨や椎間板に変化を認めても，多くは加齢などに伴うものであり，直接症状と関与せず（図10-1），約90%が2週間～1か月で回復する．
- 見落とすと思わぬ重篤疾患を見逃しかねない症候はred flagとしてまとめられている（表10-1）[1]．腫瘍（図10-2），炎症，骨折などの重篤な脊椎疾患が原因となる．
- **Choosing Wisely**では"発症から6週間以内の腰痛患者で **red flag**（危険信号）がない場合は画像検査を行うな"と提言している[2]．
- 注意深い問診と身体検査により，腰痛を ① red flagを有する腰痛，② 神経症状を伴う腰痛，③ 非特異的腰痛に臨床的にトリアージすることが重要である[3]．

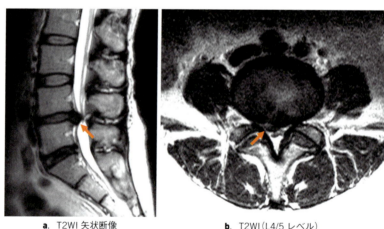

a. T2WI 矢状断像　　b. T2WI（L4/5 レベル）

図 10-1　腰痛の MRI
L4/5の椎間板の右後方への突出を認める（→）．L5/S1の椎間板にも変性がみられる．この症例では左足のしびれが主訴であったが，ヘルニアは右側にみられた．

表 10-1　腰痛の red flag

20 歳未満または 55 歳以上である（20 歳未満では脊椎奇形，55 歳以上では悪性腫瘍，椎体骨折，帯状疱疹，大動脈解離，腸管穿孔などが危惧される）
最近外傷の既往あり
癌の既往あり
薬物乱用，免疫抑制，HIV 感染あり
全身状態が不良
発熱あり
痛みがひどく，寝ても取れない
広範囲な神経痛がある
背骨の変形がある

（van Tulder M, et al：COST B13 Working Group on Guidelines for the Management of Acute Low Back Pain in Primary Care：European guidelines for the management of acute nonspecific low back pain in primary care. Eur Spine J 15：S169-191, 2006 より）

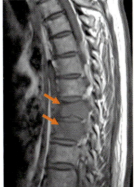 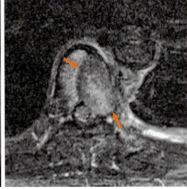

a．T2WI 矢状断像　　　b．T2WI

図 10-2　転移性腫瘍による腰痛（肺癌の骨転移）
Th8 および Th9 椎体に腫瘤を認める（➡）．腫瘤は脊柱管や大動脈へ浸潤している．

鉄則 2　STIR は骨関節病変にとても鋭敏だ

- STIR は，脂肪の T1 値が短いことを利用した脂肪抑制法の 1 つである．脂肪の信号を抑制したうえに T1 短縮と T2 短縮が相加的に働くため，きわめてコントラストが高い画像が得られる．
- この方法は緩和値の差によって脂肪の信号を抑制しているため，**磁場の不均一性**の影響を受けにくく，低磁場の装置でも有効である．特に脊椎，四肢などの脂肪抑制法として有用である．脂肪抑制の T2WI でもほぼ同様の情報が得られる．
- STIR では**圧迫骨折**の診断において，新鮮骨折か陳旧性の骨折かを評価可能である（図 10-3）．また，**骨打撲**や**疲労骨折**の診断においても感度が高い（➡ 190 頁）．

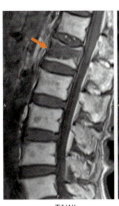 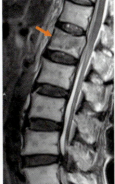 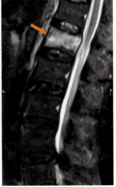

a．T1WI　　　b．T2WI　　　c．STIR

図 10-3　圧迫骨折
L1 椎体に，T1WI（**a**）では帯状の低信号域を認め（➡），T2WI（**b**）ではあまりはっきりしないが（➡），STIR（**c**）では椎体全体に高信号が広がっている（➡）．新鮮圧迫骨折と考えられる．椎体の高さもやや低くなり，後方に軽度膨隆している．

鉄則3 MRIは骨壊死や骨端症の早期診断に有用だ

- 膝や大腿骨頭の**骨壊死**は，早期には単純X線では指摘困難だが，MRIでは診断可能である．
- MRIにおける信号強度のパターンは時期により異なるが，T1低信号，T2等～低信号が多い．壊死と正常骨髄の境界部に二重線（**double line sign**）と壊死部周囲に浮腫性変化がみられる（図10-4）．
- **骨端症**は発育途上における長管骨の骨端核（第二次骨核），短管骨の第一次骨核あるいは骨突起に発生する虚血性骨端壊死で，疲労骨折などが原因と考えられている．MRIでは単純X線よりも早期から明瞭に描出される（図10-5）．

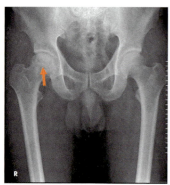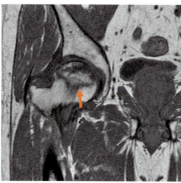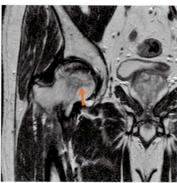

a. 単純X線　　　　　　　　　　b. T1WI　　　　　　　　　　c. T2WI

図10-4　右特発性大腿骨頭壊死
単純X線（a）では，右の大腿骨頭の骨濃度が若干上昇している（➡）．T1WI（b）およびT2WI（c）で帯状の低信号域を認める（double line sign：➡）．大腿骨頭の信号は不整である．

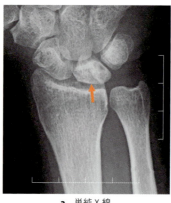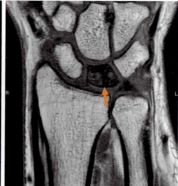

a. 単純X線　　　　　　　　　　b. T1WI

図10-5　骨端症（Kienböck病）
単純X線（a）で月状骨に硬化像と変形を認める（➡）．また，尺骨は橈骨に比べて短い（negative ulnar variance）．T1WI（b）では月状骨は低信号を呈する（➡）．

鉄則 4　単純X線で関節を読影するときはABCsを評価する

A：**alignment**（配列）：骨相互の位置関係を確認する．骨膜がきれいに揃っているか（連続性）を見る．
B：**bone**（骨）：骨の中を見る．濃くなってないか，薄くなってないか．
C：**cartilage**（軟骨）：軟骨-骨と骨の間の関節のスペースが左右対称か確認する．狭小化や拡大がないか．
S：**soft tissue**（軟部組織）：骨以外の部分に異常がないかを確認する．血腫，腫瘍など見落とさない．

鉄則 5　骨粗鬆症では，骨髄腫や内分泌疾患の可能性も考える

- **骨粗鬆症**は，骨量が減少する疾患で，骨折を合併することがある．閉経や加齢に伴うことが多いが，他に**内分泌性**（甲状腺機能亢進症，副甲状腺機能亢進症，Cushing症候群，ステロイド使用，末端肥大症など）や**骨軟化症**，骨髄腫が原因のこともある．
- **骨髄腫**ではびまん性に骨髄が腫瘍細胞で置換され，T1WIで不整の信号を認める（図10-6）．

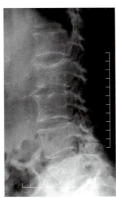
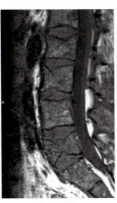
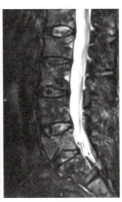

a. 単純X線　　b. T1WI　　c. STIR

図10-6　多発性骨髄腫による骨粗鬆症
単純X線（a）では腰椎の骨密度の低下を認める．T1WI（b）では，骨髄はびまん性に低信号を呈しており，びまん性の骨髄腫の浸潤が疑われる．STIR（c）では，骨髄の信号は不整である．

鉄則 6　軽微な骨折はCTを使わなければわかりにくい

- 多くの**骨折**は単純X線で診断可能だが，骨折が軽微であったり，骨片の転位がなかったり，重なりなどのために診断困難なことがある．その場合には，CTが役に立つ（図10-7, 8）．
- 単純X線やCTでわからずMRIでのみわかる骨折もある（特に高齢者や小児）．また，単純X線での肋骨骨折の診断もなかなか難しい（図10-9）．

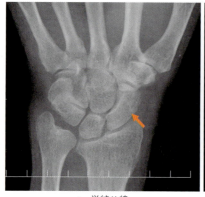

a. 単純 X 線　　　　　　　　　　**b.** CT

図 10-7　軽微な骨折（舟状骨骨折）
単純 X 線（**a**）でははっきりしないが，CT（**b**）では舟状骨の骨折線が明瞭に描出されている（➡）．

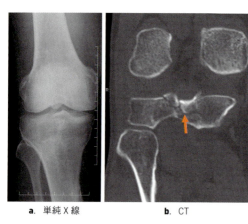

a. 単純 X 線　　　　**b.** CT

図 10-8　顆間窩骨折
単純 X 線（**a**）でははっきりしないが，CT（**b**）では顆間窩の骨折が明らかである（➡）．

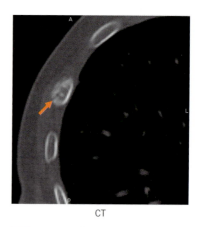

CT

図 10-9　右第 7 肋骨骨折
単純 X 線では異常所見はみられなかったが，CT では骨折が明らかである（➡）．

鉄則 7　疲労骨折や脆弱性骨折は単純 X 線による診断が困難──脂肪抑制 MRI が有用だ

- **疲労骨折**は運動などによる反復性の外力によって起こり，スポーツ愛好家の若年者に多い．
- **中足骨，脛骨，大腿骨頸部**や**足の舟状骨**にみられる．単純 X 線では慢性期に骨膜反応がみられるが，早期診断は困難．
- **脆弱性骨折**は骨粗鬆症などによってもろくなった骨に軽微な外力が加わって起こる骨折で，高齢者（特に閉経後女性）に多い（➡ 前頁）．
- 脊椎では圧迫骨折としてみられる（➡ 187 頁）．仙骨，恥骨などにも多い．
- いずれの骨折も **STIR** などの脂肪抑制 MRI が診断に有用（図 10-10）．

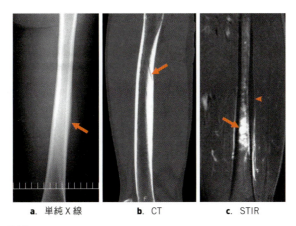

a. 単純 X 線　　b. CT　　c. STIR

図 10-10　疲労骨折
単純 X 線（a）で左大腿骨骨幹部に骨皮質の肥厚と骨膜反応を認める（→）．CT（b）では骨折線がみられる（→）．STIR（c）では骨髄および軟部の浮腫が明らかである（→）．骨皮質の肥厚部は，低信号を呈している（▶）．

鉄則 8　1〜3 歳児の骨折は訴えがはっきりせず，単純 X 線でも変化が現れにくい

- **小児の骨折**はその形態や受傷機転が成人と異なる．訴えもはっきりせず，単純 X 線では不明瞭な骨折も多い．**健側との比較**が重要である．
- 初回検査で異常を指摘できなくても骨折を否定してはならない．その場合，固定を行ったうえで，10〜14 日後に再度撮影し，**骨膜反応**の出現を確認するか，MRI や超音波を行う（CT 不可）．
- 成長過程の骨には弾力があり，骨幹部では**隆起骨折**や**若木骨折**（図 10-11），**よちよち歩き骨折**（転位のない脛骨遠位のらせん骨折）（図 10-12），力学的に脆弱な成長軟骨が存在する関節周囲では**骨端骨折**（骨端軟骨の離開）など，小児特有の骨折がみられる（図 10-13）．

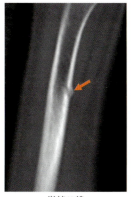

単純 X 線

図 10-11　若木骨折
11 歳，男児．内側の骨皮質が保たれ，外側が断裂している（→）．

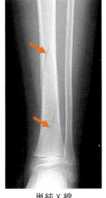

単純 X 線

図 10-12　よちよち歩き骨折
6 歳，男児．脛骨遠位に転位のないらせん骨折を認める（→）．

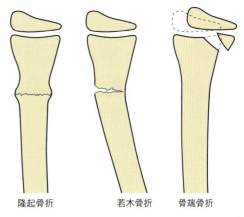

隆起骨折　　若木骨折　　骨端骨折

図 10-13　小児でみられる骨折

鉄則 9　乳幼児で時期の異なる肋骨や上腕骨などの多発骨折を認めたら虐待を疑う

- **虐待**による骨折の 80％ は 1 歳未満の乳児でみられる．外表に打撲痕などがみられないこともあり，骨折は虐待の発見と証拠付けの両面から重要である．
- 虐待の関連が強い骨折は，**骨幹端骨折**（図 10-14）や**肋骨後部の骨折**，**上腕骨骨折**などである．
- 2 歳以下で虐待が疑われる場合は，**全身骨 X 線撮影**（**骨スクリーニング**）を行うべきである．
- shaken baby syndrome では**急性硬膜下血腫**がみられることが多い（図 10-15）．

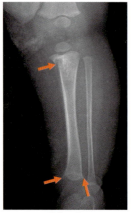

単純 X 線

図 10-14　虐待による骨折
3 か月，男児．左脛骨の近位と遠位に骨幹端骨折を認める（→）．

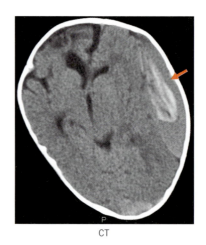

CT

図 10-15　shaken baby syndrome
左の側頭部に硬膜下血腫を認める（→）．mass effect が強く，左側大脳半球は対側に圧排されている．

 ## 鉄則 10　前十字靱帯断裂では，Segond 骨折，半月板損傷の合併にも注意

- **前十字靱帯断裂**は靱帯損傷で最も頻度が高く，スポーツが原因のことが多い．
- 膝関節の過伸展位での外反，外旋や，伸展位での内旋により起こる．中央部（70％），大腿骨付着側（20％）に多く，脛骨付着側は少ない．
- 70％ に内側側副靱帯損傷や半月板断裂，**Segond 骨折**（脛骨外果外側面の剥離骨折）を合併する（図 10-16）．特に，前十字靱帯断裂，内側側副靱帯断裂，内側半月板断裂を合併する場合は，**unhappy triad** と呼ばれる．

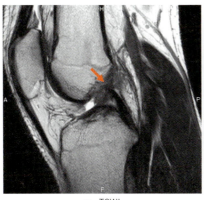
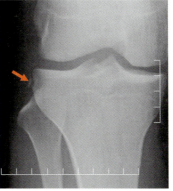

a．T2WI　　　　　　　　　　b．単純X線

図 10-16　前十字靱帯断裂
T2WI（**a**）で前十字靱帯は連続性が不明瞭であり，断裂が疑われる（➡）．単純X線（**b**）で脛骨外顆外側に小さな骨片を認め，Segond 骨折と思われる（➡）．

鉄則 11　早期の関節炎には超音波や造影 MRI が有効だ

- 単純X線では早期の**関節炎**の診断は困難である．臨床的に化膿性の関節炎が疑われる場合は，**超音波ガイド下に関節液採取**をすべきである．
- 超音波やMRIでは，骨変化のない早期に**滑膜炎**，骨髄浮腫，骨のびらん，関節液の貯留をとらえることができ，診断に有効である．特に造影後脂肪抑制 T1WI の感度が高い（図 10-17）．

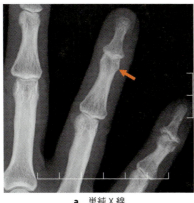
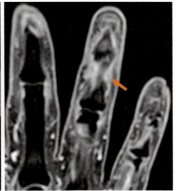

a．単純X線　　　　　　　　　　b．造影後脂肪抑制 T1WI

図 10-17　早期関節炎（関節リウマチ）
単純X線（**a**）で第4中手骨の末梢の骨濃度が若干減少している（➡）．MRI（**b**）では右手第4指 DIP 関節周囲の増強効果を認め（➡），pannus 増生が疑われる．

鉄則 12 早期の骨髄炎は単純X線で変化が現れにくい

- **急性化膿性骨髄炎**は菌血症からの血行性感染が多く，原因菌として**黄色ブドウ球菌**が多い．
- 骨の血流の多い部位は年齢によって異なるため，年齢によって発生部位が異なる（乳幼児：骨幹端〜骨端，小児：骨幹端，成人：骨端）．
- 単純X線は発症2週くらいまでは所見がないことも多い．MRIでは早期に骨髄およびその周囲の軟部に異常所見を認める（図10-18）．亜急性期には単純X線で骨破壊（透亮像）と骨膜反応，軟部影がみられる．
- **Brodie膿瘍**は亜急性骨髄炎にみられる膿瘍で，小児に多くみられ，脛骨の近位または遠位骨幹端に好発する（図10-19）．急性骨髄炎のような明確な炎症所見を示さないために，腫瘍との鑑別が問題となる．
- 慢性期には病変を囲む厚い**骨膜反応**，硬化性変化がみられる（図10-20）．壊死した骨は**腐骨**を形成し，それを取り囲むように**骨柩**を形成することがある．

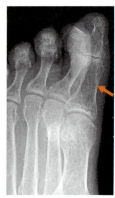
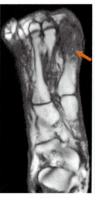
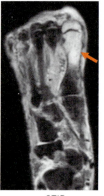

a. 単純X線　　b. T1WI　　c. STIR

図 10-18　急性骨髄炎
単純X線（a）では第1中足骨の骨濃度が低下している（→）．右中足骨末梢側に，T1WI（b）では低信号，STIR（c）で高信号の病変がみられる（→）．

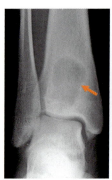
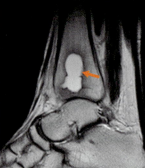
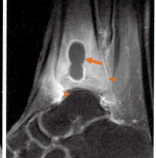

a. 単純X線　　b. T2WI　　c. 造影後脂肪抑制T1WI

図 10-19　Brodie膿瘍
単純X線（a）で脛骨の骨幹端から骨端部にかけて辺縁に軽度の硬化像を伴った透亮像を認める（→）．T2WI（b）では，辺縁部は低信号，中心部は著明高信号を呈している（→）．造影後（c）には，中心部は増強効果を認めないが，辺縁部が線状に増強され（→），その周囲に広範な浮腫性変化がみられる（▶）．

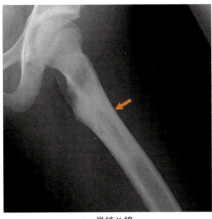
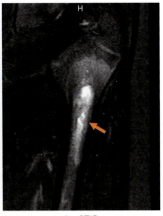

a. 単純X線　　　　**b.** STIR

図 10-20　骨髄炎（慢性硬化性骨髄炎）
大腿骨近位側に骨硬化像を認める（→）．STIR（**b**）では骨髄を中心に高信号を呈している（→）．骨皮質は保たれている．

鉄則 13　感染性脊椎炎，椎間板炎は椎間板を挟んだ上下の椎体にみられる

- 転移性腫瘍や骨髄腫などの椎体の腫瘍性病変は椎体自体が病変の主座であるのに対し，**感染性脊椎炎**は**椎体終板**付近が初感染巣になるため，椎間板を中心に上下の椎体に病変がみられることが多い．
- 椎間板はT2WIで高信号となり，上下の椎体に病変が及ぶ（図10-21）．
- 原因として**細菌性**（黄色ブドウ球菌や大腸菌など）と**結核性**がある．結核性は椎体の圧潰が高度で，3椎体以上連続して病変がみられることが多いと言われているが，鑑別困難なことも少なくない．
- 進行すると**傍脊柱膿瘍**（図10-21, 22），**硬膜外膿瘍**，**腸腰筋膿瘍**（図10-22）などを伴う．

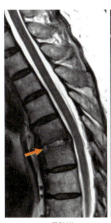
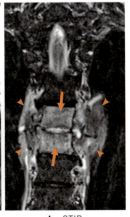

a. T2WI　　　　**b.** STIR

図 10-21　化膿性脊椎炎
Th5/6の椎間板は扁平化し，T2WI（**a**）で高信号を呈している（→）．この椎間板の上下の椎体は，軽度低信号を呈している．STIR（**b**）では，Th5椎体とTh6椎体は全体的に高信号を呈し（→），周囲に軟部影を認める（▶）．

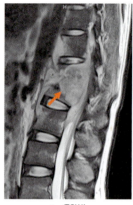 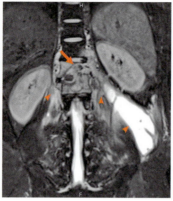 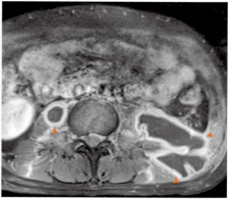

a. T2WI　　　　　　　　　b. STIR　　　　　　　　　c. 造影後脂肪抑制 T1WI

図 10-22　結核性脊椎炎
Th12/L1 を中心に椎間板の破壊と上下の椎体および傍椎体に広がる病変を認める（➡）．腸腰筋には高信号を認め，左側（一部右側も）は著明な高信号を呈している（▶）．足側に進展する流注膿瘍である．造影後（c）はリング状に増強されている（▶）．

胸鎖関節の病変を見たら，皮膚病変をチェックする

- 掌蹠膿疱症や重症のニキビ，膿疱性乾癬などの皮膚疾患に合併して胸鎖関節炎がみられることがあり，**SAPHO**（**synovitis-acne-pustulosis-hyperostosis-osteitis**）**症候群**と呼ばれる（図 10-23）．
- 原因は不明だが，感染や自己免疫などに伴う反応性骨炎で，皮質骨の肥厚を認めることが特徴である．
- 脊椎，仙腸関節，長管骨，末梢関節にも病変を認めることがある．ただし，皮膚病変と骨病変は必ずしも同時期にみられるとは限らない．

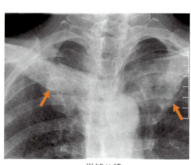 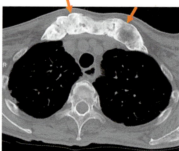 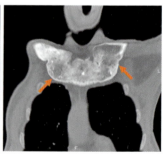

a. 単純 X 線　　　　　　　　b. CT　　　　　　　　c. CT 冠状断

図 10-23　SAPHO 症候群
胸鎖関節の肥厚および骨硬化がみられる（➡）．

鉄則15 骨転移は T1WI を見るべし（造影するとわかりにくい）

- MRI 上，**骨転移**や骨髄腫は骨髄（T1WI で高信号）の**腫瘍細胞への置換**（**T1WI で低信号**）としてみられる．
- T2WI や造影後には骨髄細胞と腫瘍のコントラストがなく，診断困難なことも少なくない（図 10-24）．
- びまん性の骨転移は T1WI で，**びまん性の低信号**となり，わかりにくいことがある（図 10-25）．骨髄のびまん性低信号は，重症の貧血による **red marrow conversion** が起こってもみられる．

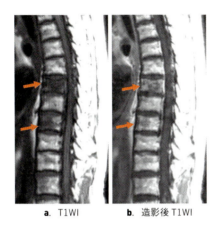

a. T1WI　　b. 造影後 T1WI

図 10-24　肺癌の骨転移
胸椎に T1WI（a）で低信号の病変を認める（➡）．造影（b）すると腫瘍が増強され，正常骨髄とのコントラストが消失する（➡）．

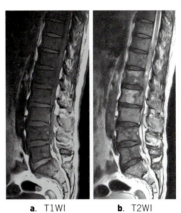

a. T1WI　　b. T2WI

図 10-25　肺癌からのびまん性骨転移
T1WI（a）では，正常の骨髄は腫瘍細胞に置換され，びまん性に低信号を呈している．T2WI（b）では，椎体の骨髄の信号は不整であるが，腫瘍の検出は困難．

 ## 鉄則16 骨腫瘍は，①年齢，②部位でおおよそ鑑別可能—さらに骨膜反応を押さえる

- 原発性の**骨腫瘍**には**好発年齢**と**好発部位**があり，この2つで鑑別がある程度絞られる（図 10-26）．さらに長管骨では骨端，骨幹端，骨幹か，中心性か，偏心性か（図 10-27），皮質内かなどを検討する．骨膜反応は病変の活動性の指標となる．
- 良性の腫瘍は，概して境界明瞭で，**硬化縁**を有する（図 10-28）．**単層の骨膜反応**がみられる．
- 悪性の腫瘍は，境界不明瞭，虫食い像，浸潤性で，**Codman 三角**，**放射状・sunburst 状の骨膜反応**を呈する（図 10-29）．

COLUMN

> **Don't touch lesion**
> 単純 X 線で確定診断できる小児の良性骨腫瘍の生検は禁忌である（Don't touch lesion）．代表的なものは非骨化性線維腫である．脛骨や大腿骨などの長管骨の皮質，骨幹端に境界明瞭な円形の透亮像として認められる（図 10-28）．

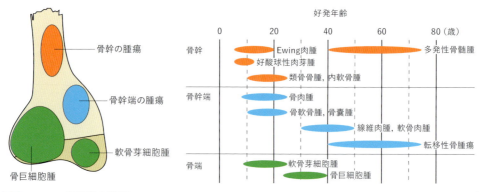

図 10-26 骨腫瘍の鑑別

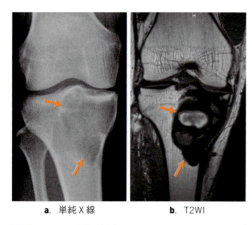

図 10-27 巨細胞腫
右脛骨の近位骨端から骨幹端に soap bubble 状の比較的境界明瞭な偏心性の透亮像を認める（→）．T2WI（b）低信号で，内部には多房性の高信号がみられる．

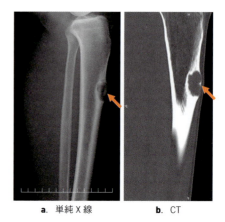

図 10-28 非骨化性線維腫
（Don't touch lesion）
脛骨の皮質に，境界明瞭な，円形の透亮像がみられる（→）．周囲に硬化縁がみられ，良性病変が示唆される．

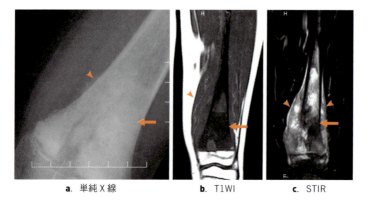

図 10-29 骨肉腫
単純 X 線（a）では，大腿骨遠位端に硬化性変化および透亮像が混在している（→）．骨膜反応もみられる（▶）．T1WI（b）では正常の骨髄は低信号の腫瘤に置換されている（→）．周囲に軟部影もみられる（▶）．STIR（c）では，骨内の腫瘍（→）および骨外の軟部影（▶）も不整な高信号を呈している．

鉄則 17 成人の骨腫瘍を見たらまず転移と骨髄腫を考える

- 原発性の骨腫瘍の多くは若年者に発症する．中年期以降に発症した骨腫瘍の多くは**転移**である．また，**骨髄腫**も高齢者に多い．
- 骨転移で最も多いのは**肺癌**からの転移で（図10-30），その他，前立腺癌，乳癌，腎癌からが多い．肺癌からの転移は四肢遠位や骨皮質など思わぬところに転移することもある．
- 転移は通常溶骨性で，骨膜反応を伴わないことが多い．**骨硬化性転移**は，男性では前立腺癌（図10-31），女性では乳癌のことが多い．**溶骨性骨転移**も加療後に造骨性変化をきたす場合がある．
- **骨シンチグラフィ**は全身の骨を一度に検索できるため，有用である．腎癌，肝癌，甲状腺癌などの溶骨性骨転移では，骨シンチグラフィで集積が低下するものがある（**cold spot**）．
- **前立腺癌**や**乳癌**による広範な骨転移症例では，全身骨に高度でびまん性の集積をきたし，正常でみられる腎からのRIの排泄を認めない（**super bone scan** または **absent or faint kidney sign**）（図10-32）．
- **骨髄腫**は初期には単純X線が正常だが，進行例では溶骨性変化（打ち抜き像）やびまん性の骨濃度低下（→189頁），病的骨折がみられる．**POEMS**（**polyneuropathy-organomegaly-endocrinopathy-M-protein-skin changes**）**症候群**では骨硬化性を呈する．

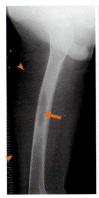
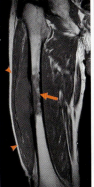
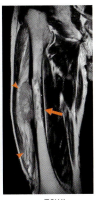

a. 単純X線　　b. T1WI　　c. T2WI

図 10-30　肺癌の骨転移
右大腿骨骨幹部に透亮像を認める（→）．MRIでは，T1WI（b）で不整な低信号，T2WI（c）で不整な高信号を呈している（→）．骨外には軟部影がみられる（▶）．

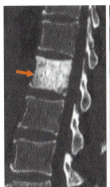
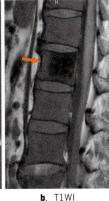

a. CT　　b. T1WI

図 10-31　前立腺癌の骨転移
CT（a）でL1椎体左側に造骨性変化を認める（→）．T1WI（b）では同部は強い低信号を呈している（→）．上下の椎体にもびまん性に骨髄信号の低下がみられ，びまん性骨転移が疑われる．

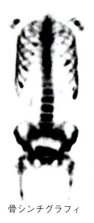

骨シンチグラフィ

図 10-32　super bone scan（前立腺癌びまん性転移）
頭蓋骨，躯幹部骨，両肋骨，両側大腿骨近位部にびまん性集積（super bone scan）を認める．両側腎からの RI の排泄はみられない．

鉄則 18　骨軟部腫瘍の鑑別は MRI では囊胞や脂肪腫以外は非特異的なことが多い

- 骨腫瘍の鑑別診断においては単純 X 線が優れている．MRI は囊胞や脂肪腫以外は非特異的なことが多い．悪性腫瘍が疑われる場合，MRI の役割は病変の進展範囲の評価である（図 10-33）．
- 軟部の良性腫瘍は，悪性腫瘍の 100 倍の頻度でみられる．脂肪腫，血管腫，神経鞘腫（図 10-34），神経線維腫の頻度が高い．
- **粘液基質**は囊胞に類似した信号強度を呈するが，晩期に強い造影効果を有する．神経鞘腫の粘液変性，粘液型脂肪肉腫，粘液線維肉腫や筋肉内粘液腫などでみられる（図 10-35）（→ 35 頁）．
- **膠原線維**は T1WI でも T2WI でも低信号を呈し，デスモイドや足底・手掌線維腫症でみられる（図 10-36）．

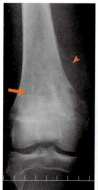

a．単純 X 線　　b．T1WI　　c．T2WI

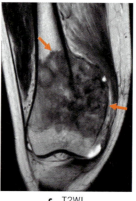

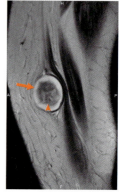

T2WI

図 10-33　骨肉腫
単純 X 線（a）で大腿骨遠位端に透亮像．等〜軽度の硬化性変化がみられる（→）．骨膜反応も伴っている（▶）．b と c では，骨髄に内外の腫瘍の進展が明らかである（→）．

図 10-34　神経鞘腫
下腿皮下に，境界明瞭な T2WI で高信号の腫瘤を認める（→）．内部は低信号を呈しており（▶），神経鞘腫で特徴的な target sign である．

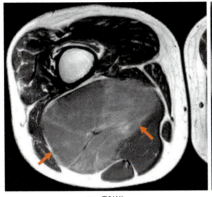 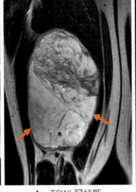 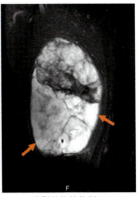

a. T1WI　　　**b.** T2WI 冠状断　　　**c.** 造影後脂肪抑制T1WI

図 10-35　粘液型脂肪肉腫
大腿骨の筋間に境界明瞭な腫瘤性病変を認める．T1WI（**a**）では低信号で一部高信号を認め（➡），T2WI（**b**）では不整な隔壁を有する著明高信号を呈している（➡）．造影後（**c**）には腫瘤は強い増強効果を認める（➡）．

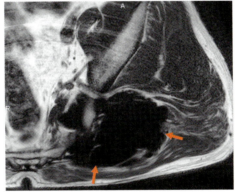

T2WI

図 10-36　線維腫症
左腸骨背側に不整形でT1WI（非掲載）およびT2WIで著明な低信号の腫瘤を認める（➡）．

鉄則 19　軟部腫瘍でヘモジデリンの沈着を見たら腱鞘巨細胞腫やPVNS, 陳旧性血腫を考える

- **ヘモジデリン**は磁性体物質で，T2WIで低信号を呈する．他にT2WIで低信号を呈するものには線維化や石灰化があるが，ヘモジデリンの存在を確認するには**T2*WI**を撮像するとよい．T2*WIではヘモジデリンによる磁場の局所不均一で強い低信号となるためである（図 10-37）．
- このようなヘモジデリン沈着を軟部で見たら**腱鞘巨細胞腫，色素性絨毛結節性滑膜炎**（pigmented villonodular synovitis；**PVNS**）や陳旧性血腫などを考える．ヘモジデリン沈着は繰り返す古い出血によるが，特徴的な所見であるため，鑑別を絞ることが可能．

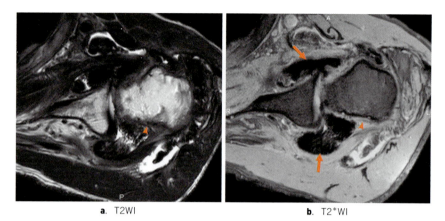

a. T2WI　　　　　　　　　　**b.** T2*WI

図 10-37　左肩関節の色素性絨毛結節性滑膜炎（PVNS）
T2WI(**a**)およびT2*WI(**b**)にて左肩関節部に低信号域を認め，出血の存在が示唆される(➡)．上腕骨頭には一部骨侵食がみられる(▶)．

文献

1) van Tulder M, et al : COST B13Working Group on Guidelines for the Management of Acute Low Back Pain in Primary Care : European guidelines for the management of acute nonspecific low back pain in primary care. Eur Spine J 15 : S169-191, 2006
2) Choosing Wisely. http://www.choosingwisely.org/
3) 日本整形外科学会・日本腰痛学会（監）：腰痛診療ガイドライン 2012．南江堂，2012

索引　疾患索引は 205 頁，サイン・所見索引は 209 頁参照

事項索引

和文

あ・い
アーチファクト……………12
アミロイド PET……………58
閾値なし直線仮説……………19

か
外腺……………165
化学シフト画像……………14, 141
核医学検査……………18
画像検査
　── の被曝量……………3
　── の費用……………3
冠血流予備量比……………107
感度……………5
冠動脈 CTA……………107
冠動脈 MRA……………109
緩和……………11

き
機械的血栓回収療法……………41
危険間隙……………67
逆位相……………14
虐待……………51, 192
逆行性腎盂尿管造影……………161
胸部単純 X 線……………76
魚骨……………64, 122

く
くも膜……………59
グルコース-6-ホスファターゼ……22

け
頸動脈間隙……………67
経皮的冠動脈インターベンション
　……………106
血液脳関門……………34, 54
血管気管支束……………77
血栓溶解療法……………41
検査前確率……………2

こ
広義の間質……………77, 83
硬膜……………59

絞扼……………118
骨シンチグラフィ……………199
骨スクリーニング……………192
コレステロール結石……………143

さ
細胞外液性造影剤……………9
撮像時間……………12

し
時間信号曲線……………181
子宮……………174
事前確率……………2
シネ MRI……………109
脂肪抑制画像……………13, 179
出血シンチグラフィ……………126
心筋シンチグラフィ……………106
深達度診断……………30

す
髄膜……………59
ステント……………46

せ
正診度……………5
精巣……………166
舌下間隙……………67
前立腺……………165

た
ダイナミック CT……………130
ダイナミック MRI……………181
縦緩和……………11
単純 X 線……………16

ち
遅延造影……………110
遅延造影 MRI……………109
逐次近似法……………7, 10
超音波……………17
超常磁性体酸化鉄……………38

と
同位相……………14
動脈相……………130
特異度……………5

な
内腺……………165
軟膜……………59

に・ね・の
二次小葉……………77
乳腺……………180
粘液栓……………87
脳血流シンチグラフィ……………58

は
肺門……………76
肺野……………76

ひ
皮髄相……………154
病期診断……………29, 65

ふ
負荷心筋 perfusion MRI……………109
負荷心筋 SPECT……………106
副腎……………168
プロトン……………11

へ・ほ
平衡相……………130
傍咽頭間隙……………67
膀胱尿管逆流……………162
ボクセル……………8

ま
マトリックス……………8
慢性炎症……………33
マンモグラフィ……………180

も
門脈相……………130
門脈内ガス……………118

よ
ヨード造影剤……………8, 21
横緩和……………11

ら・り
卵巣……………174
リング状増強効果……………15
リンパ門……………37

欧文

数字
¹²³I-ioflupan······58
¹²³I-MIBG 心筋シンチグラフィ·····58

A
adenoma-carcinoma sequence·····31
ALARA (as low as reasonable achievable)······19
ASL······42

B
BBB (blood-brain barrier) ·····34, 54
beam hardening 効果······28, 159
black blood MRI······105
Bosniak 分類······160

C
check-valve 機構······94
chemical shift imaging ······14, 141, 157, 168
CT······17
CT 検診······32
CT urography······161
CT venography······112
CT-FFR······106

D
DaT scan······58
de novo······31
diffusion-perfusion mismatch·····42
Don't touch lesion······197
dual energy 技術······159
DWI······15, 18

E
eGFR······22
EOB・プリモビスト······134, 137

F
FBP (filtered back projection) 法·····7
FDG-PET······22
FFR (fractional flow reserve) ······106, 107

G
G6Pase······22
Gd イオン······9
Gd キレート剤······21

I
in phase······14
IVU (intra-venous urography) ·····161

L
Ladd 靱帯······121
latent 癌······32, 166
LGE (late gadolinium enhancement)······110

M
MRA······18
MRCP······18
MRI······17
mucoid impaction······87

O
opposed phase······14
overdiagnosis······30
overstaging······30

P
partial volume 効果······79, 159
PCI (percutaneous coronary intervention)······106
PECARN······50
PET······18
PET 検診······32
pretest probability······2
PSA······166

R・S
RP (retrograde pyelography)······161
SN 比 (signal-to-noise ratio)······6
SPECT······18
STIR······187
strain 解析······110
SUV (standardized uptake value) ······22

T
T1 緩和······11
T1 強調像······11
T1 mapping 法······110
T1WI······11
T2 緩和······11
T2 強調像······11
T2*WI······201
T2WI······11
third inflow······142
TIC (time intensity curve)······181
TNM 分類······29

U・V
ultra-short TE MRA······46
understaging······30
unhappy triad······192
violin string adhesion······123

疾患索引

和文

あ
悪性胸水……………………………95
悪性リンパ腫
　……55, 68, 84, 114, 158, 167
アスベスト肺………………………94
圧迫骨折……………………………187
アミロイドーシス…………………110
アミロイド血管症…………………42
アルツハイマー型認知症…………58
アルドステロン症…………………170
アレルギー性気管支肺アスペルギ
　ルス症……………………………87

え・お
炎症性大動脈瘤……………………104
黄色肉芽腫性腎盂腎炎……………158
横紋筋肉腫…………………………71

か
海綿状血管腫………………………71
下咽頭癌……………………………65
下顎歯肉癌…………………………65
過誤腫………………………………89
活動性サルコイドーシス…………23
過敏性肺臓炎………………79, 80, 84
がま腫………………………………69
顆粒膜細胞腫………………………177
感音性難聴…………………………66
眼窩蜂巣炎…………………………70
肝血管腫………………………132, 135
肝細胞癌………………124, 132, 137
　──の破裂………………………140
間質性肺炎…………………………79
間質性肺水腫………………………83
肝性胸水……………………………95
癌性髄膜炎…………………………59
癌性リンパ管症………………84, 91
関節炎………………………………193
関節リウマチ………………………193
感染性脊椎炎………………………195
感染性大動脈瘤……………………104
肝転移……………………132, 137
肝内胆管細胞癌……………………137
肝膿瘍………………………………137
顔面骨骨折…………………………73

き
奇異性脳塞栓………………………45
奇形腫………………………………179
器質化肺炎…………………………81
気腫性腎盂腎炎……………………163
気腫性尿路感染症…………………163
気腫性膀胱炎………………………163
気尿…………………………………163
急性化膿性骨髄炎…………………194
急性冠動脈症候群…………………107
急性好酸球性肺炎………………80, 83
急性硬膜下血腫……………………192
急性散在性脳脊髄炎………………56
急性膵炎……………………………95
急性大動脈解離……………………102
急性胆嚢炎…………………………145
急性腹症……………………………115
急性腰痛症…………………………186
胸腺腫………………………………98
莢膜細胞腫…………………………178
胸膜播種……………………………98
胸膜プラーク………………………94
巨細胞動脈炎………………………111
巨大尿管症…………………………162
筋腫分娩……………………………174
緊張性気胸…………………………94

く
くも膜下出血………………………44
クラミジア感染症…………………123
クリプトコッカス症…………55, 90

け
憩室炎……………………116, 126
頸動脈海綿静脈洞瘻………………71
珪肺…………………………………84
頸部囊胞性腫瘤……………………69
結核……………………55, 68, 69, 86
結核性髄膜炎………………………60
結核性脊椎炎………………………196
血管筋脂肪腫………………………141
血栓…………………………………105
血流うっ滞…………………………105
限局性結節性過形成………………136
限局性脂肪肝………………………141
嫌色素性腎癌………………………155
腱鞘巨細胞腫………………………201
原発性硬化性胆管炎………………145

こ
膠芽腫……………………………53, 54
口腔底癌……………………………65
高血圧性脳出血……………………42
硬口蓋癌……………………………65
好酸球性肺炎………………………81
高次脳機能障害……………………49
甲状舌管囊胞………………………69
甲状腺癌……………………………72
甲状腺眼症…………………………71
甲状腺腫瘤…………………………72
後腎性腫瘤…………………………155
後天性囊胞…………………………69
喉頭癌………………………………65
高分化肝細胞癌……………………141
鉤ヘルニア…………………………61
硬膜外血腫…………………………47
硬膜下血腫……………………47, 51
抗リン脂質抗体症候群……………45
骨壊死………………………………188
骨幹端骨折…………………………192
骨硬化性転移………………………199
骨腫瘍………………………………197
骨髄脂肪腫…………………………168
骨髄腫……………………………189, 199
骨折……………………………189, 191
骨粗鬆症……………………………189
骨打撲………………………………187
骨端骨折……………………………191
骨端症………………………………188
骨転移………………………………197

さ
細菌性肺炎…………………………81
鰓裂囊胞……………………………69
サルコイドーシス
　……………59, 68, 70, 71, 84, 110

し
耳下腺腫瘍…………………………70
色素性絨毛結節性滑膜炎…………201
子宮筋腫……………………………174
子宮頸癌……………………………176
子宮腺筋症…………………………174
子宮体癌……………………174, 176
子宮内膜症…………………………180
子宮内膜増殖症……………………174
軸索損傷……………………………50
視神経膠腫…………………………71
視束管骨折…………………………73
縦隔型肺癌…………………………92
縦隔腫瘍……………………………97
腫瘤形成性膵炎…………………33, 147

あ

上咽頭癌・・・・・・・・・・・・・・・・・65
上顎癌・・・・・・・・・・・・・・・・・・・65
上顎歯肉癌・・・・・・・・・・・・・・・65
上腸間膜静脈血栓・・・・・・・・・122
漿膜下筋腫・・・・・・・・・・・・・・174
静脈洞血栓症・・・・・・・・・・・・・42
静脈内平滑筋腫症・・・・・・・・175
上腕骨骨折・・・・・・・・・・・・・・192
食道癌・・・・・・・・・・・・・・・・・・114
腎盂癌・・・・・・・・・・・・・・・・・・158
腎盂腎炎・・・・・・・・・・・・・・・・158
腎盂尿管移行部狭窄・・・・・・162
腎盂尿管癌・・・・・・・・・・・・・・163
腎癌・・・・・・・・・・・・・・・・27, 154
　　―の膵転移・・・・・・・・・148
神経膠腫・・・・・・・・・・・・・・・・・54
神経鞘腫・・・・・・・・・・・・52, 71
深頸部膿瘍・・・・・・・・・・・・・・・67
腎結核・・・・・・・・・・・・・・・・・・158
腎血管筋脂肪腫・・・・・・・・・・155
心原性脳塞栓症・・・・・・・・・・・45
進行性多発性白質脳症・・・・・55
腎梗塞・・・・・・・・・・・・・・・・・・158
滲出性胸水・・・・・・・・・・・・・・・95
浸潤性粘液腺癌・・・・・・・81, 91
腎性全身性線維症・・・・・・・・・22
心タンポナーデ・・・・・・・・・・102
腎動静脈奇形・・・・・・・・・・・・161
心内膜下梗塞・・・・・・・・・・・・109

す

膵癌・・・・・・・・・・・・33, 147, 151
膵漿液性嚢胞腫瘍・・・・・・・・149
水腎症・・・・・・・・・・・・・・・・・・162
膵内副脾・・・・・・・・・・・・・・・・148
髄膜腫・・・・・・・・・・・・・・52, 71
スキルス胃癌・・・・・・・・・・・・114

せ

脆弱性骨折・・・・・・・・・・・・・・190
正常圧水頭症・・・・・・・・・・・・・57
精巣腫瘍・・・・・・・・・・・・・・・・・98
正中頸嚢胞・・・・・・・・・・・・・・・69
舌癌・・・・・・・・・・・・・・・・・・・・・65
切迫破裂・・・・・・・・・・・・・・・・103
セミノーマ・・・・・・・・・・・98, 166
線維腫・・・・・・・・・・・・・・・・・・178
線維性腫瘍・・・・・・・・・・・・・・・35
前十字靱帯断裂・・・・・・・・・・192
前頭側頭型認知症・・・・・・・・・58
前立腺癌・・・・・・・・・・・・・・・・165

前立腺肥大・・・・・・・・・・・・・・165

そ

造影剤腎症・・・・・・・・・・・・・・・21
臓器虚血・・・・・・・・・・・・・・・・102
側頸嚢胞・・・・・・・・・・・・・・・・・69
側頭動脈炎・・・・・・・・・・・・・・111
続発性虫垂炎・・・・・・・・・・・・116
粟粒結核・・・・・・・・・・・・・・・・・86

た

大腿ヘルニア・・・・・・・・・・・・120
唾液腺腫瘍・・・・・・・・・・・・・・・70
高安動脈炎・・・・・・・・・・・・・・111
多形腺腫・・・・・・・・・・・・・・・・・70
脱髄疾患・・・・・・・・・・・・56, 57
多発性硬化症・・・・・・・・・・・・・56
胆石・・・・・・・・・・・・・・・・・・・・143
胆嚢癌・・・・・・・・・・・・・・・・・・143
胆嚢腺筋腫症・・・・・・・・・・・・143
胆嚢捻転・・・・・・・・・・・・・・・・145

ち

遅発性外傷性脳内血腫・・・・・49
中咽頭癌・・・・・・・・・・・・・・・・・65
虫垂炎・・・・・・・・・・・・・・・・・・116
虫垂癌・・・・・・・・・・・・・・・・・・116
中腸軸捻転・・・・・・・・・・・・・・121
腸回転異常症・・・・・・・・・・・・121
腸管気腫症・・・・・・・・・・・・・・118
腸管虚血・・・・・・・・・・・・・・・・122
腸間膜虚血・・・・・・・・・・・・・・122
腸間膜動脈血栓・・・・・・・・・・122
腸間膜動脈塞栓・・・・・・・・・・122
腸重積・・・・・・・・・・・・・・・・・・120
聴神経腫瘍・・・・・・・・・・・・・・・66
腸閉塞・・・・・・・・・・・・・・・・・・118
腸腰筋膿瘍・・・・・・・・・・・・・・195
チョコレート嚢胞・・・・・・・・179
貯留嚢胞・・・・・・・・・・・・・・・・・69
陳旧性炎症性肉芽腫・・・・・・・89

つ・て

通常型間質性肺炎・・・・・・・・・82
低酸素脳症・・・・・・・・・・・・・・・56
転移性脳腫瘍・・・・・・42, 53, 54
転移性平滑筋腫症・・・・・・・・175

と

頭蓋骨骨折・・・・・・・・・・・・・・・73
頭蓋内血腫・・・・・・・・・・・・・・・47

動静脈奇形・・・・・・・・・・・・・・・42
頭部外傷・・・・・・・・・・・・47, 50
トキソプラズマ症・・・・・・・・・55
特発性正常圧水頭症・・・・・・・57
特発性肺線維症・・・・・・・・・・・82

な

内頸部型粘液性境界悪性腫瘍・・・・180
内ヘルニア・・・・・・・・・・・・・・119

に

二次結核・・・・・・・・・・・・・・・・・86
乳頭癌・・・・・・・・・・・・・・・・・・・72
乳頭状腎細胞癌・・・・・・・・・・156
ニューモシスチス肺炎・・・・・80
尿管瘤・・・・・・・・・・・・・・・・・・162
尿膜管癌・・・・・・・・・・・・・・・・164
尿路上皮癌・・・・・・・・・158, 163
認知症・・・・・・・・・・・・・・・・・・・58

ね

猫ひっかき病・・・・・・・・・・・・・68
粘液腫・・・・・・・・・・・・・・・・・・105
粘液性腫瘍・・・・・・・・・・・・・・・35
粘液性嚢胞腫瘍・・・・・・・・・・149
粘液瘤・・・・・・・・・・・・・・・・・・・70
粘膜下筋腫・・・・・・・・・・・・・・174

の

膿胸関連悪性腫瘍・・・・・・・・・96
膿胸関連悪性リンパ腫・・・・・96
脳血管認知症・・・・・・・・・・・・・58
脳梗塞・・・・・・・・・・・・・・・・・・・40
脳挫傷・・・・・・・・・・・・・・・・・・・49
脳出血・・・・・・・・・・・・・・・・・・・40
脳腫瘍・・・・・・・・・・・・・・・・・・・52
脳転移・・・・・・・・・・・・・・52, 54
脳動脈解離・・・・・・・・・・・・・・・45
脳内血腫・・・・・・・・・・・・・・・・・47
脳膿瘍・・・・・・・・・・・・・・・・・・・53
嚢胞状リンパ管腫・・・・・・・・・69

は

肺炎・・・・・・・・・・・・・・・・・・・・・79
肺癌・・・・・・・・・・・・・・・・91, 199
肺血栓塞栓症・・・・・・・・・・・・112
肺水腫・・・・・・・・・・・・・・・・・・・79
肺内リンパ装置・・・・・・・・・・・89
肺分画症・・・・・・・・・・・・・・・・・99
肺胞出血・・・・・・・・・・・・・・・・・79
肺胞性肺水腫・・・・・・・・・・・・・83

肺胞蛋白症・・・・・・・・・・・・・79, 83, 84
肺葉内分画症・・・・・・・・・・・・・・・・・99

ひ
非機能性副腎腺腫・・・・・・・・・・・・169
非高血圧性脳出血・・・・・・・・・・・・・42
非浸潤性乳管癌・・・・・・・・・・・・・・183
非特異性間質性肺炎・・・・・・・・・・82
非閉塞性腸間膜虚血・・・・・118, 122
びまん浸潤型胃癌・・・・・・・・・・・114
びまん性肝細胞癌・・・・・・・・・・・140
びまん性汎細気管支炎・・・・・・・・78
皮様嚢腫・・・・・・・・・・・・・・・・・・・・・71
疲労骨折・・・・・・・・・・・・・・・187, 190

ふ
吹き抜け骨折・・・・・・・・・・・・・・・・・73
腹腔内膿瘍・・・・・・・・・・・・・・・・・124
副腎偶発腫瘤・・・・・・・・・・・・・・・169
副腎腺腫・・・・・・・・・・・・・・・・・・・170
富細胞平滑筋腫・・・・・・・・・・・・・175
分水嶺梗塞・・・・・・・・・・・・・・・・・・45

へ
平滑筋肉腫・・・・・・・・・・・・・・・・・175
閉鎖孔ヘルニア・・・・・・・・・・・・・120
閉塞性黄疸・・・・・・・・・・・・・・・・・145
閉塞性細気管支炎・・・・・・・・・・・・84
扁平上皮癌
　　――, 腎・・・・・・・・・・・・・・・・158
　　――, 頭頸部・・・・・・・・・・・・・65
　　――, 肺・・・・・・・・・・・・・・・・・93

ほ
膀胱癌・・・・・・・・・・・・・・・・・・・・・163
放射線誘発性癌・・・・・・・・・・・・・・50
傍十二指腸ヘルニア・・・・・・・・・119
傍脊柱腫瘤・・・・・・・・・・・・・・・・・195
傍盲腸ヘルニア・・・・・・・・・・・・・119
ホルモン産生腫瘍・・・・・・・・・・・・36

ま
まだら脂肪肝・・・・・・・・・・・・・・・142
慢性過敏性肺臓炎・・・・・・・・・・・・82
慢性好酸球性肺炎・・・・・・・・・・・・80
慢性出血性膿胸・・・・・・・・・・・・・・96
慢性胆嚢炎・・・・・・・・・・・・・・・・・143
慢性膿胸・・・・・・・・・・・・・・・・・・・・96
慢性肺動脈塞栓症・・・・・・・・・・・・84

む・め・も
ムチン産生腫瘍・・・・・・・・・・・・・・45
明細胞癌・・・・・・・・・・・・・・・・・・・180
もやもや病・・・・・・・・・・・・・・・・・・45

や・よ
薬剤性肺障害・・・・・・・・・・・・・・・・80
溶骨性骨転移・・・・・・・・・・・・・・・199
腰痛・・・・・・・・・・・・・・・・・・・・・・・186
よちよち歩き骨折・・・・・・・・・・・191

ら
ラクナ梗塞・・・・・・・・・・・・・・・・・・56
卵巣癌・・・・・・・・・・・・・・・・・・・・・177

り
隆起骨折・・・・・・・・・・・・・・・・・・・191
リンパ増殖性疾患・・・・・・・・・・・・71
リンパ脈管筋腫症・・・・・・・・・・・・88

る・れ
類内膜癌・・・・・・・・・・・・・・・・・・・180
類皮嚢胞・・・・・・・・・・・・・・・・・・・・71
レビー小体型認知症・・・・・・・・・・58

わ
若木骨折・・・・・・・・・・・・・・・・・・・191

欧文

A
ABPA(allergic broncho pulmonary aspergillosis)・・・・・・・・・・・・・・87
ACS(acute coronary syndrome)・・・・・・・・・・・・・・・・・・・・・・107
AD(Alzheimer's disease)・・・・・・・・58
ADEM(acute disseminated encephalomyelitis)・・・・・・・・・56
AEP(acute eosinophilic pneumonia)・・・・・・・・・・・・・・・・80
AIDS・・・・・・・・・・・・・・・・・・・・・・・・55
AIDS合併結核・・・・・・・・・・・・・・・85
AML(angiomyolipoma)・・・・・・・・155
amyloid angiopathy・・・・・・・・・・・42
APシャント・・・・・・・・・・・・・・・・141

B
Brenner腫瘍・・・・・・・・・・・・・・・178
Brodie膿瘍・・・・・・・・・・・・・・・・194
burned out tumor・・・・・・・・・・・166

C
CADASIL(cerebral autosomal dominant arteriopathy with subcortical infarcts and leukoencephalopathy)・・・・・・46
Castleman病・・・・・・・・・・・・・・・・26
CEP(chronic eosinophilic pneumonia)・・・・・・・・・・・・・・・・80
chronic HP(chronic hypersensitivity pneumonitis)・・・・・・・・・・・・・82
complicated cyst・・・・・・・・・・・・160
Conn症候群・・・・・・・・・・・・・・・・170
contrecoup injury・・・・・・・・・・・・49
COP(cryptogenic organizing pneumonia)・・・・・・・・・・・・・・・81

D
DCIS(ductal carcinoma in situ)・・・・・・・・・・・・・・・・・・・・・・183
DLB(dementia with Lewy bodies)・・・・・・・・・・・・・・・・・・・・・・・58

F
fat poor AML・・・・・・・・・・・・・・・156
Fitz-Hugh-Curtis症候群・・・・・・123
FNH(focal nodular hyperplasia)・・・・・・・・・・・・・・・・・・136, 137
focal spared lesion・・・・・・・・・・・142
FTD(frontotemporal dementia)・・・・58

H
HIV脳症・・・・・・・・・・・・・・・・・・・・55
Hodgkinリンパ腫・・・・・・・・・・・・98

I
IgG4関連疾患
　　・・・・・・・・26, 70, 71, 104, 145
incidentaloma・・・・・・・・・・・・・・・169
IPF(idiopathic pulmonary fibrosis)・・・・・・・・・・・・・・・・・・・・・・・82
IPMN(intraductal papillary mucinous neoplasm)・・・・・・・150

K・L
Krukenberg腫瘍・・・・・・・・・・・・178
LAM(lymphangioleiomyomatosis)・・・・・・・・・・・・・・・・・・・・・・・88
Langerhans組織球症・・・・・・・・・・88
LCH(Langerhans cell histiocytosis)・・・・・・・・・・・・・・・・・・・・・・・88

M

macroadenoma······················**36**
MCN（mucinous cystic neoplasm）
　································**149**
Ménétrier 病······················**114**
microadenoma······················**36**
Mikulicz 病························**70**
MS（multiple sclerosis）············**56**

N

NET································**148**
NOMI（non-occlusive mesenteric
　ischemia）···················**118, 122**
NSF（nephrogenic systemic fibrosis）
　·································**22**
NSIP（nonspecific interstitial
　pneumonia）······················**82**

O・P

oncocytoma···················**27, 155**
PAL（pyothorax-associated
　lymphoma）······················**96**
Pancoast 腫瘍······················**92**
PAU（penetrating atherosclerotic
　ulcer）·························**103**
PVNS（pigmented villonodular
　synovitis）·····················**201**

R・S

RAS（Rokitansky-Aschoff sinus）
　································**143**
S 状結腸間膜窩ヘルニア···········**119**
S 状結腸捻転症··················**121**
SAPHO 症候群····················**196**
SCN（serous cystic neoplasm）····**149**
Segond 骨折·····················**192**

shaken baby syndrome········**51, 192**
shearing injury···················**50**
significant cancer················**166**
Sjögren 症候群····················**70**
SPT（solid pseudopapillary tumor）
　································**149**

T

T 細胞リンパ芽球性リンパ腫·······**98**
talk & deteriorate（talk & die）·······**49**
Trousseau 症候群···················**45**
tumefactive MS····················**57**

U・X

UIP（usual interstitial pneumonia）
　································**82**
XGP（xanthogranulomatous
　pyelonephritis）················**158**

サイン・所見索引

和文

き
- 偽被膜 … 157
- 胸膜肥厚 … 94
- 巨大皺襞 … 114
- 金属アーチファクト … 64

く・け
- 空洞 … 93
- 頸部リンパ節腫大 … 68
- 結節内結節像 … 139
- 牽引性気管支拡張 … 82

こ
- 硬化縁 … 197
- 硬膜優位 … 60
- 骨膜反応 … 191, 194, 197

さ・し
- 砂粒状石灰化 … 72
- 小葉間隔壁肥厚 … 83
- 小葉中心性分布 … 78
- 浸潤影 … 77

す・せ
- すりガラス影 … 77, 79, 91
- 石灰化 … 183
- 遷延性濃染 … 138

ち
- 中心瘢痕 … 27, 155

な・の
- 軟髄膜優位 … 60
- 脳室拡大 … 57

は・ひ
- 反応性リンパ節腫大 … 68
- びまん性粒状影 … 77, 78

ふ・ほ
- 分枝影 … 84
- 蜂窩肺 … 77, 82

め・も
- メロンの皮 … 84
- 網状影 … 77, 82
- モザイクパターン … 84

ら・り
- ランダムな分布 … 78
- リング状濃染 … 53, 124, 137
- リンパ行性分布 … 78
- リンパ節腫大 … 37

欧文

A
- absent or faint kidney sign … 199
- air bronchogram … 81
- air trapping … 84

B
- beak sign … 27, 118, 121
- bridging vascular sign … 174

C
- central scar … 155
- chemical shift artifact … 179
- closed loop sign … 118
- coffee bean sign … 121
- cold spot … 199
- consolidation … 77, 79, 81
- crazy paving … 84
- CSF rim sign … 52
- CT halo sign … 84, 93

D
- dense breast … 180
- dirty fat sign … 115, 118
- double line sign … 188
- duct penetrating sign … 147

- dural tail sign … 52

E・F・G
- early CT sign … 41
- free air … 117
- galaxy sign … 84

H・K
- hyperdense crescent sign … 103
- hyperdense MCA sign … 41
- KerleyのBライン … 83

M
- mantle sign … 104
- meniscus sign … 84, 93

N
- napkin-ring sign … 107
- nodule-in-nodule appearance … 139
- non-mass enhancement … 183

O・P
- open-ring sign … 54, 57
- part solid nodule … 91
- positive remodeling … 107

R・S
- reversed halo sign … 84
- shading … 179
- smaller SMV sign … 122
- snake in a bag … 119
- spicula … 91
- super bone scan … 199

T
- target sign … 120
- tree-in-bud … 84

W
- washout … 131
- whirl sign … 121